再強壯的人
都經不起一次心臟跳電！

吳明珠教你養好心

注意6大症狀×護心大法，
平常顧好心，遠離心血管、心臟病威脅！

吳明珠——著

前言

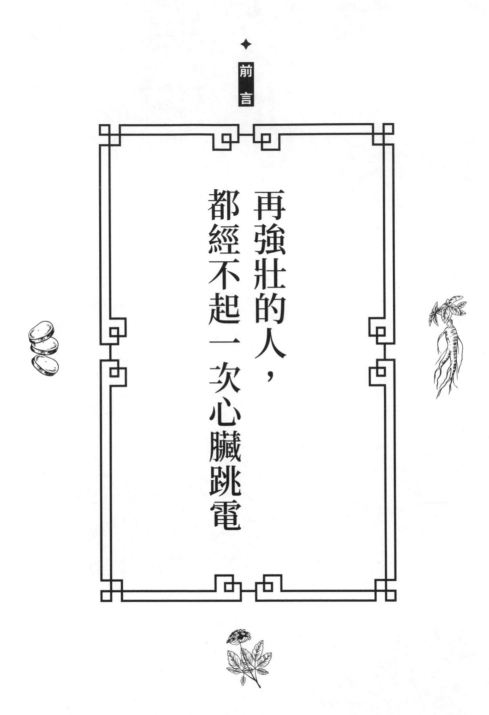

再強壯的人，都經不起一次心臟跳電

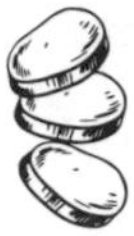

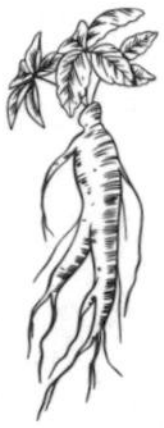

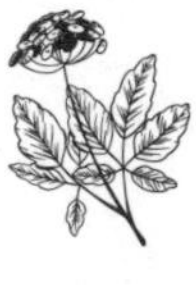

當中醫這麼多年，對於上門來看診的人，不論年紀大或是年輕人，我總是會耳提面命，記得要關心自己，因為心臟病通常發生在不關心自己的人身上。

我說的「關心」，除了注意自己的身心，也是關照自己的心臟狀態。

大家都以為心臟病是發生在年紀大或是很胖的人身上，其實，在我來看，正確一點的說法是愈不關心自己的人，風險愈高。

這幾年來，不只是病人，就連我身邊的朋友們，都發生讓我感慨的狀況。我有一個在媒體業工作的記者朋友，我們因為採訪認識，聊得很投緣，漸漸成了好朋友。那時候，他的年紀不到四十歲，是個高高帥帥的男生，只是因為工作關係，讓他的生活作息很不正常，經常暴飲暴食，重辣重鹹還與煙酒為伴。

每回我們碰面聊天時，我都提醒他要好好地關心自己，尤其身處高壓的工作環境中，更要多注意心臟。我還記得，他總是自信滿滿，拍著自己的胸口說：「我那麼年輕，還壯得跟一條牛似的，不會有什麼問題！」

其實，我說的關心，真的是要他關心一下自己心臟方面的病變，因為我看到他的指甲幾乎沒有月白，眼睛也時常泛紅，加上他不正常的生活作息，基於朋友關心，也是當醫生的職業病，我總會時不時提醒他。

後來，這個朋友好久沒聯絡，消失好一段日子。本來還以為他可能是工作忙，或者是工作轉換路線，直到有一天，他的同事來採訪我時，我順口問起他的近況，才知道他過世了，原因是心肌梗塞。

聽說他在某天趕著截稿的時候，突然感到胸痛又頭暈，同事要他去醫院，但他仍堅持要趕完稿子再去看醫生。後來，他昏倒了，趴在電腦桌前，不知情的同事以為他只是太累了，趴下來休息一下，也就沒有緊急送醫，等到要催稿子時去搖動他，才發現叫不醒，人已陷入昏迷，這才緊急叫救護車，只是一切為時已晚。

我聽到這件事，真的感嘆萬千，明明一直千叮嚀萬交代，要注意心臟，關心自己多一些，偏偏他就仗著自己年輕、有青春的身體，總以為心臟病還輪不到他、總以為我是職業病太重，喜歡嚇唬病人，其實，心肌梗塞真的能夠預防，只要平日多關心自己呀。

說起人的身體五臟六腑，每個都很重要，但是，主管生命大權的就是心臟！大家很常聽到腦死，但那只代表人成為植物人，依靠著儀器，還能維持生理機能，就還是活著；但是心一旦停止跳動，我們常會在電視或電影裡看到，病人旁的心跳監護儀呈現「0」，曲線變成一直線時，就代表死亡。

偏偏心臟也是沉默的器官，在沒有重大的毛病前，它總是默默地工作，沒有任何反應，就算有點警示出來時，也都被誤導到別的地方去，直到問題大了、情況很糟，反應整個出來時，幾乎都要人命了。

就像那位記者朋友，平時沒有徵兆，沒有明顯的疼痛，生活起居運作全部都正常，但其實他在發病前，就時不時會感到胸口疼了一下，或是心跳亂了，卻都被誤以為是肌肉拉傷。

他的同事說，出事前，大家聚在一起抽煙聊天時，聽到記者朋友邊嘆氣邊唸：「好悶！怎麼總覺得胸口痛痛的，又沒有撞到或是激烈運動，應該是壓力太大了，是不是應該要放個假，讓自己放鬆一下，要不然工作都提不起勁來，總感覺空氣稀薄呀！」這樣的情況，對於在媒體業工作的人來說，好像大家都有類似的問題，所以認為稀鬆平常，說說笑笑也就過去了，完全都不以為意，想不到沒幾天就過世了。

就是因為記者朋友突然逝世，把大家嚇壞了，他的同事們有的立即安排健康檢查，有的乾脆辭職不幹了，開始過著好好關心自己的生活。

這幾年裡，發生類似情況的不只是記者朋友，其它領域的朋友們也不時傳出驟逝的消息。像是藝人黃鴻升是主動脈剝離造成血管阻塞，死因為心因性休克；導演明金成、海角七號的茂伯則是心肌梗塞，這些都是心血管疾病。

其實這些問題都會有些徵兆出現，科技進步，手機上網這麼方便，資訊透明快速，一查就能夠知道身體要注意的地方，尤其是有三高的人，更加要注意這方面的疾病，怎麼還會讓心傷到這麼重，留下遺憾與感傷。

在中醫眼中，心很重要，它包含的層面，不單單只有心臟，還有精神、血管、氣脈、五臟六腑等，黃帝內經之《素問．靈蘭秘典論》曰：「心者君主之官，神明出焉。」這段話清楚指出，心是君主，等於一國之主，地位何其重要，一旦心出現問題，五臟六腑都不會安寧，甚至危及滅國之禍，所以，怎麼能不「關心」呢！

心臟會出現毛病與問題，無關於年紀與體型，再年輕的人、再強壯的身體，都經不起心臟的罷工與斷電，所以，只要認識我的朋友都知道，吳明珠最常說的一句話，就是多關心自己的心呀！

心血管疾病是最普遍、發作時最嚴重，卻也是容易被忽略的風險，因此這本《吳明珠教你養好心》，將會說明如何警覺到心臟病、心血管疾病的徵兆，例如從觀看心臟問題反映於面色、五官、耳朵上的表徵，或是查看六大自覺症狀和各種生理狀態解讀心的健康指數，這些觀察方式都很簡易，大家能夠為自己與家人的心血管健康做第一線的把關。此外，這本書也提供各種方法，有建立養心習慣的日常基本保養，也有進一步的中醫師護心秘訣，像是穴道按摩、功操運動、食材料理茶飲，幫助各位讀者養護心氣，消除心臟與心血管疾病的隱患，好「心」有好報。

目錄

第三章

戰勝心臟病大魔王，這些「心」事一定要知道

第四章 護心養生大法

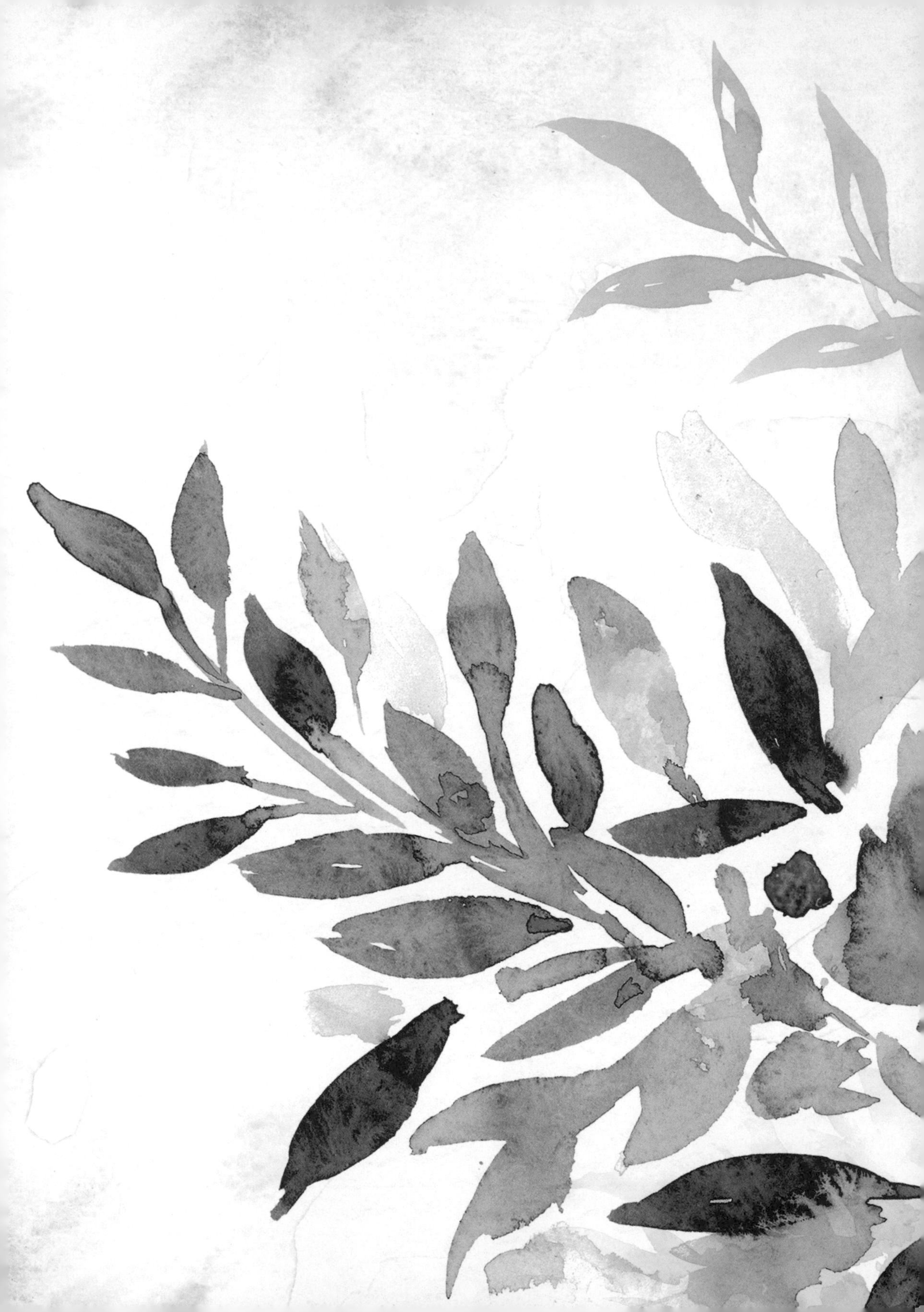

吳明珠醫師的
強心菜單

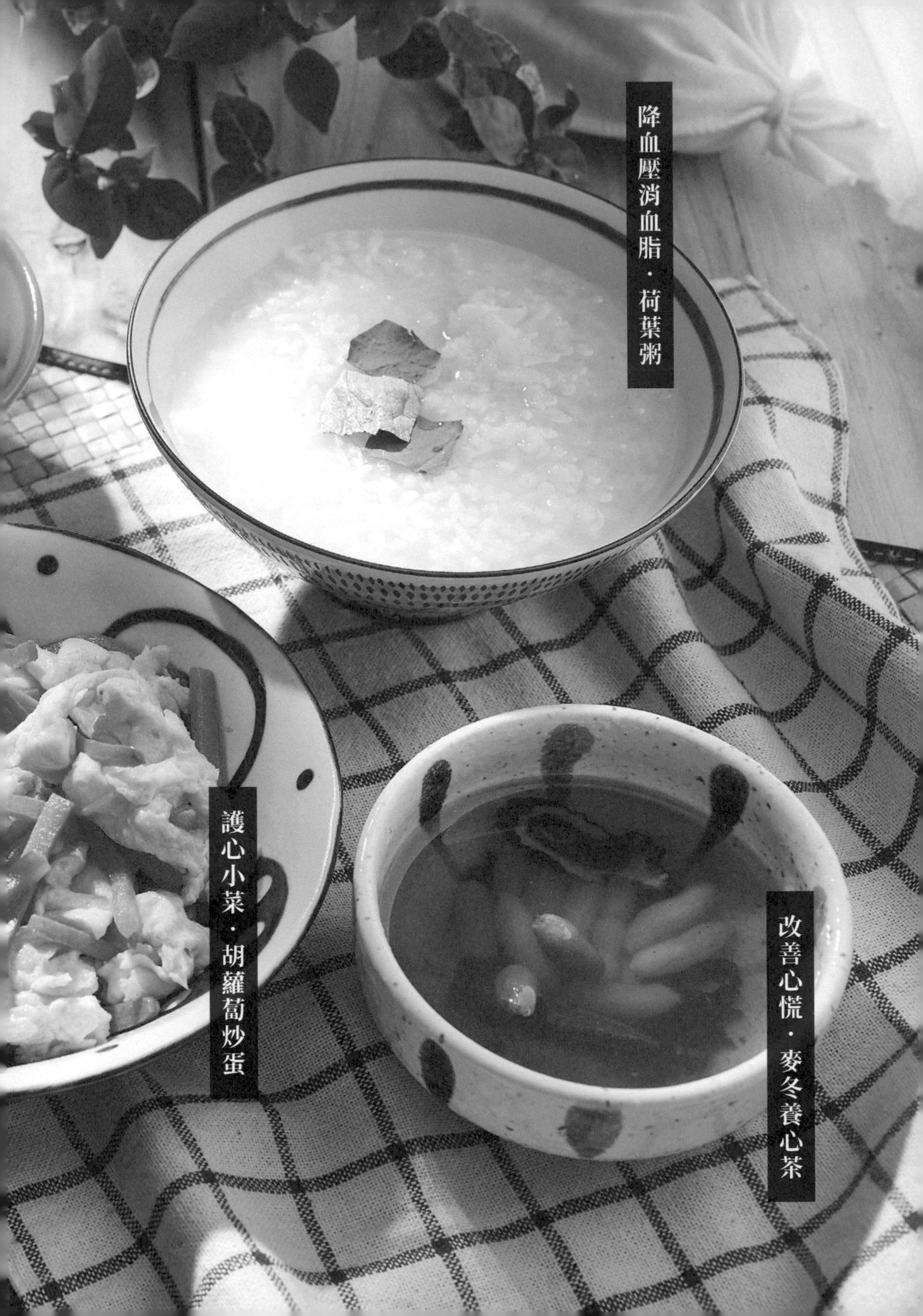
降血壓消血脂・荷葉粥
護心小菜・胡蘿蔔炒蛋
改善心慌・麥冬養心茶

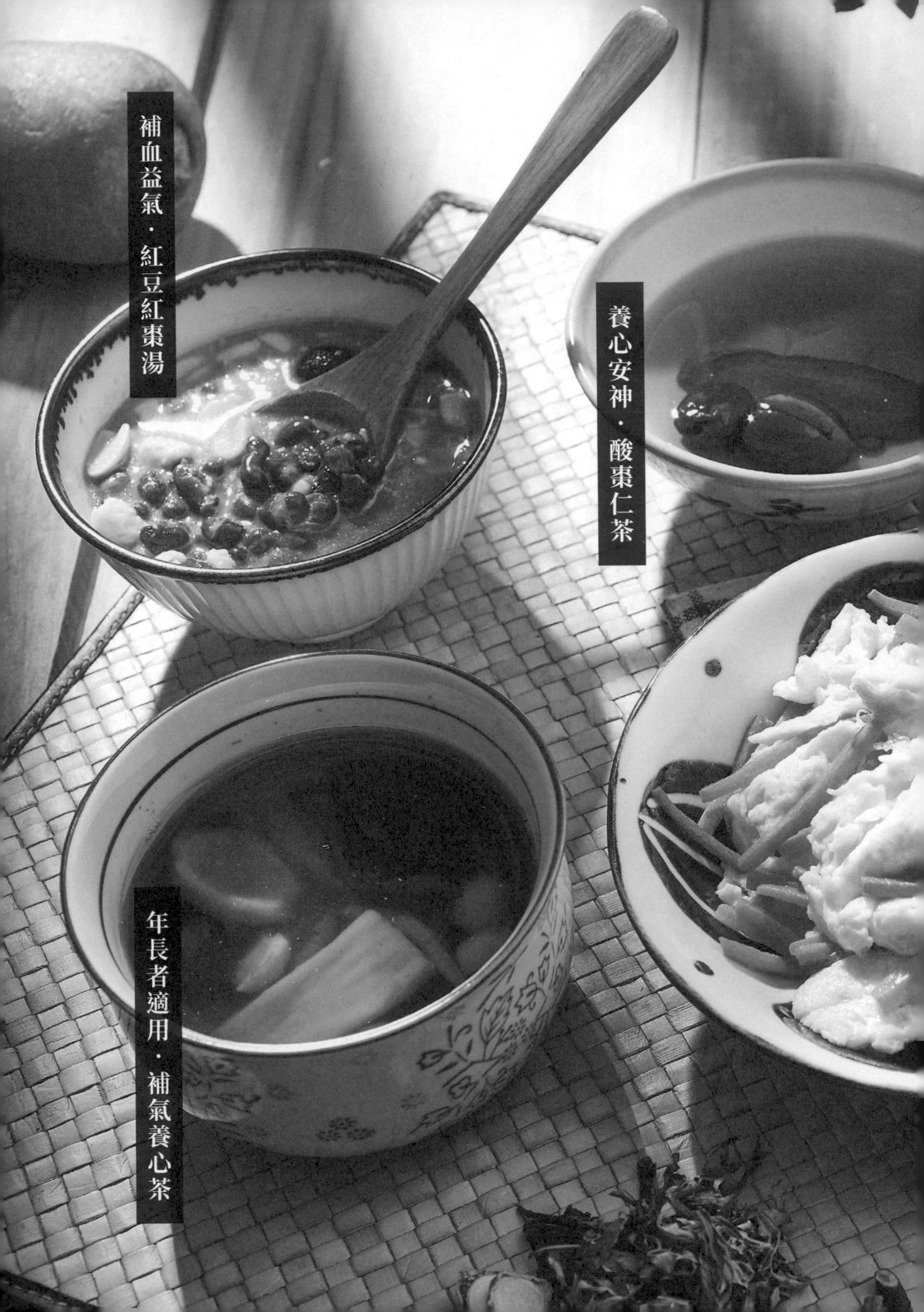
補血益氣・紅豆紅棗湯
養心安神・酸棗仁茶
年長者適用・補氣養心茶

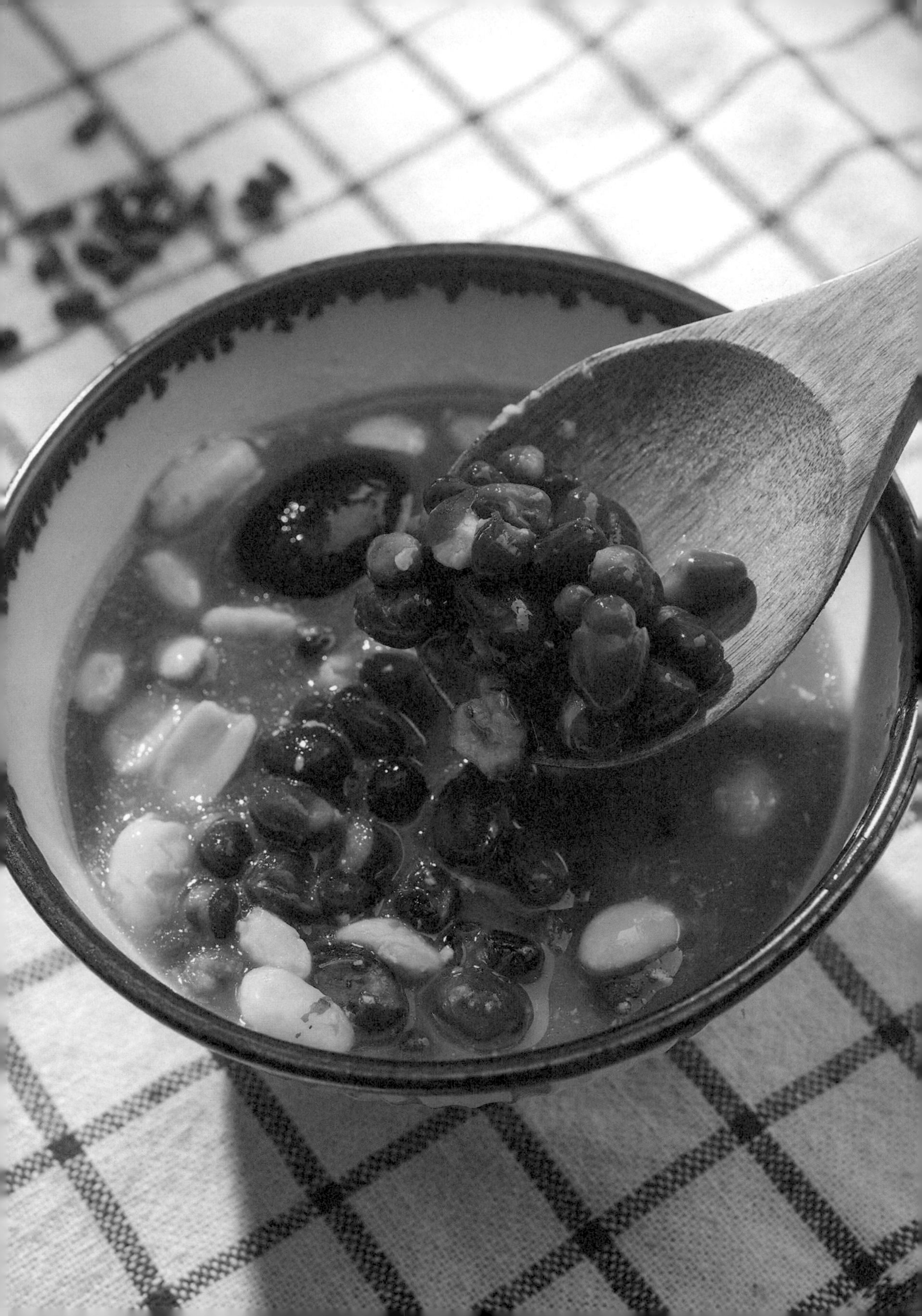

Recipe 1

補血益氣．紅豆紅棗湯

材料　紅豆 30 克，紅棗 5 顆，紅皮花生 30 克，冰糖少許

作法

1. 先將食材清洗乾淨後，泡水 2 小時。
2. 所有食材入鍋，加足量清水，慢火熬煮或使用電鍋煮到軟爛即可。
3. 完成後放入冰糖。

功效　這道湯主要是取紅豆、紅棗的益氣補血之效，紅豆能補心血、清心火，改善心臟活性。尤其立夏之後，氣溫漸升、水氣增加，食用紅豆能排濕，補益心脾。紅棗則能緩解緊張焦慮的情緒，改善失眠，助養心神。冰糖份量可依個人口味斟酌。

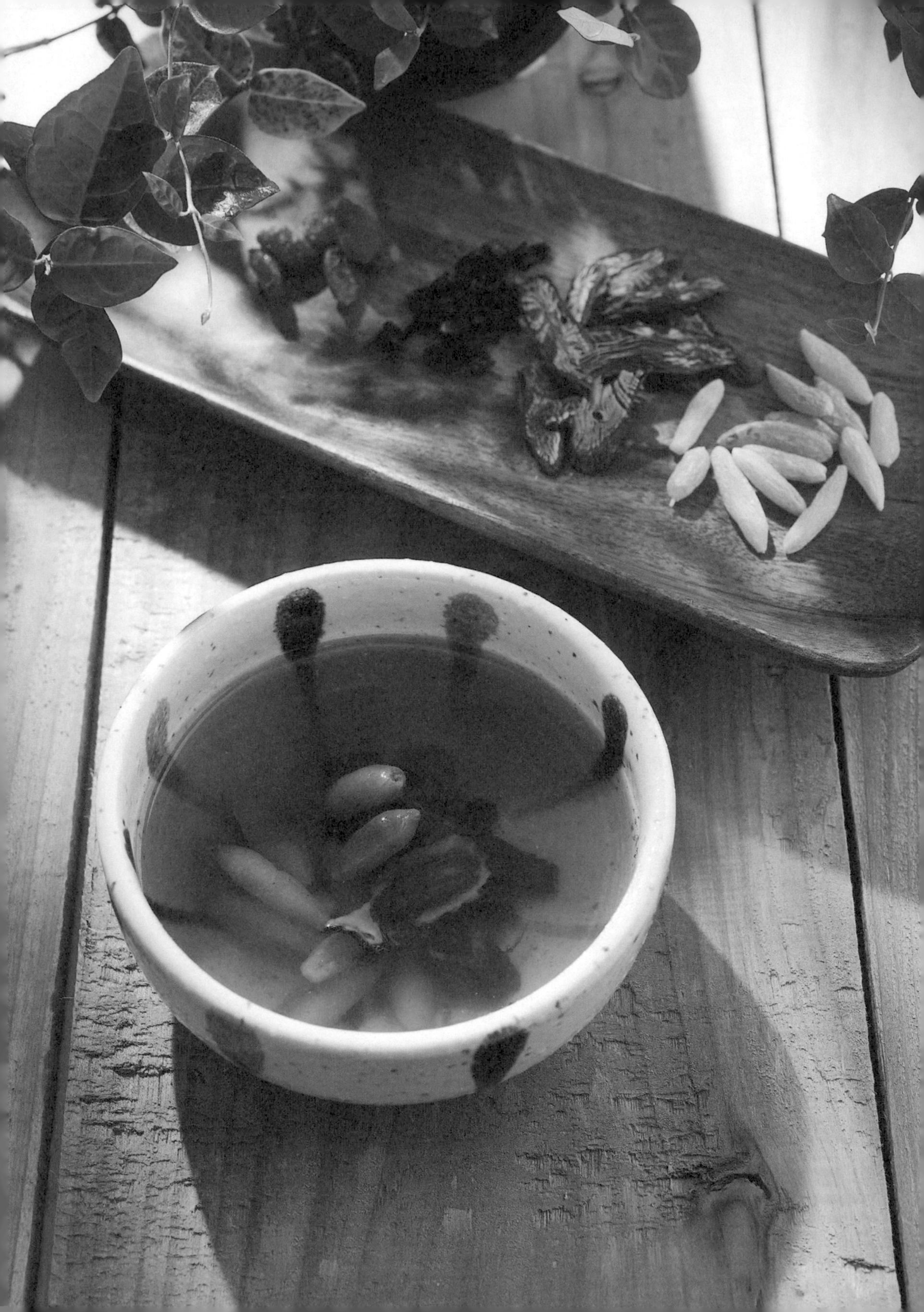

Recipe 2

改善心慌．麥冬養心茶

材料　麥冬5錢、五味子1錢、丹參、枸杞各3錢。

作法

將藥材洗乾淨後，裝進較大的茶壺中，以開水沖泡，代以茶飲，每天飲用數次。

功效　取麥冬清心除煩之用。若有心臟突然蹦蹦跳，類似心悸問題，或伴隨著恐慌感的「怔忡」症狀，這道茶能收斂元氣、寧神安心，對於口乾也有改善作用。

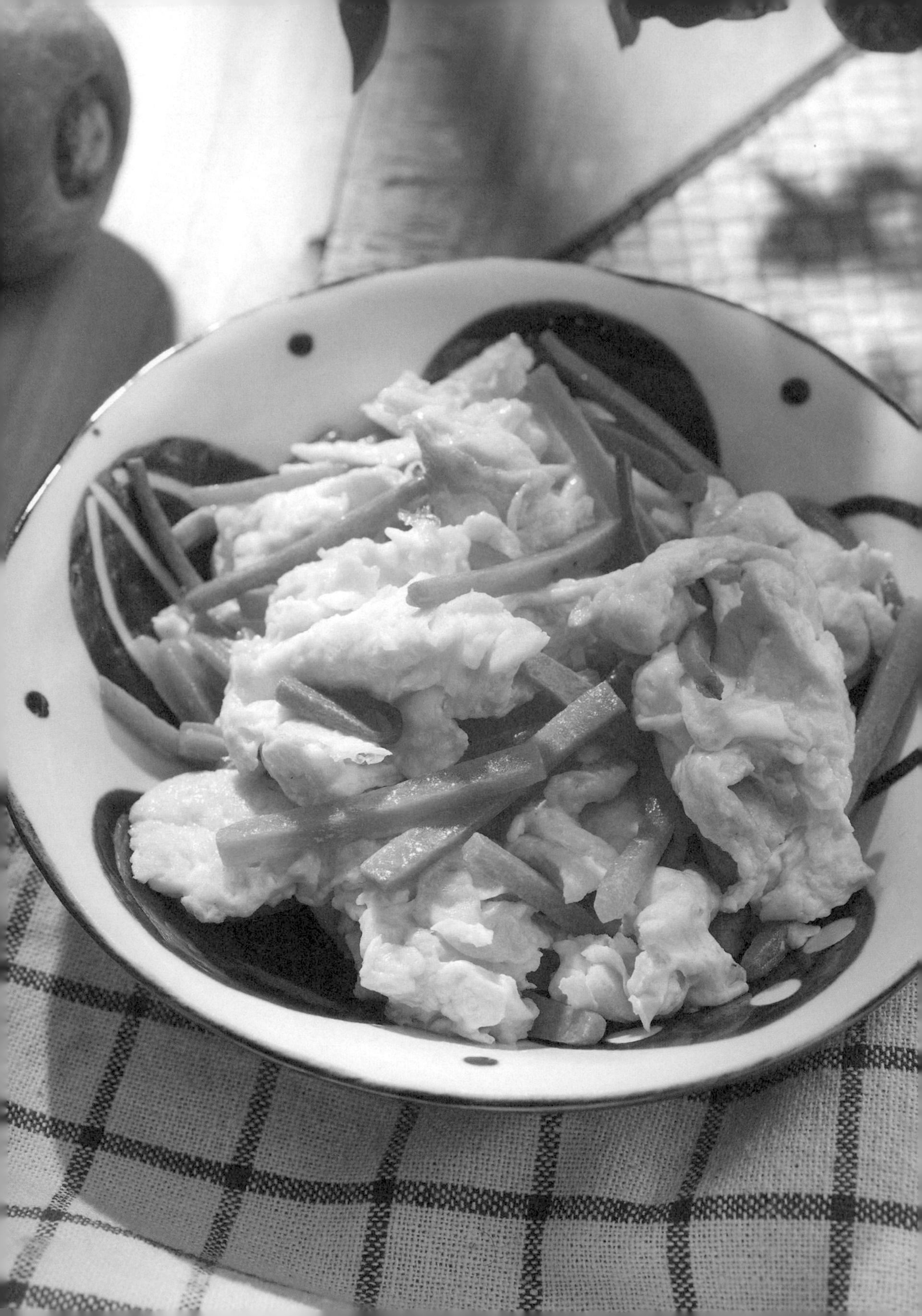

Recipe 3

護心小菜・胡蘿蔔炒蛋

材料　胡蘿蔔一根、雞蛋三顆、鹽巴適量

作法

1. 胡蘿蔔削皮後，切絲。把蛋打入碗中攪拌打散。
2. 鍋中加油熱鍋後，蛋液下鍋，待凝固定型後盛起備用。
3. 再起油鍋，胡蘿蔔下鍋翻炒到軟爛後，加入炒好的雞蛋拌炒，適量鹽巴調味後即可起鍋。

功效　胡蘿蔔能夠清除體內自由基，能夠抗氧化，延緩老化，調節人體的免疫功能，達到護心的作用。

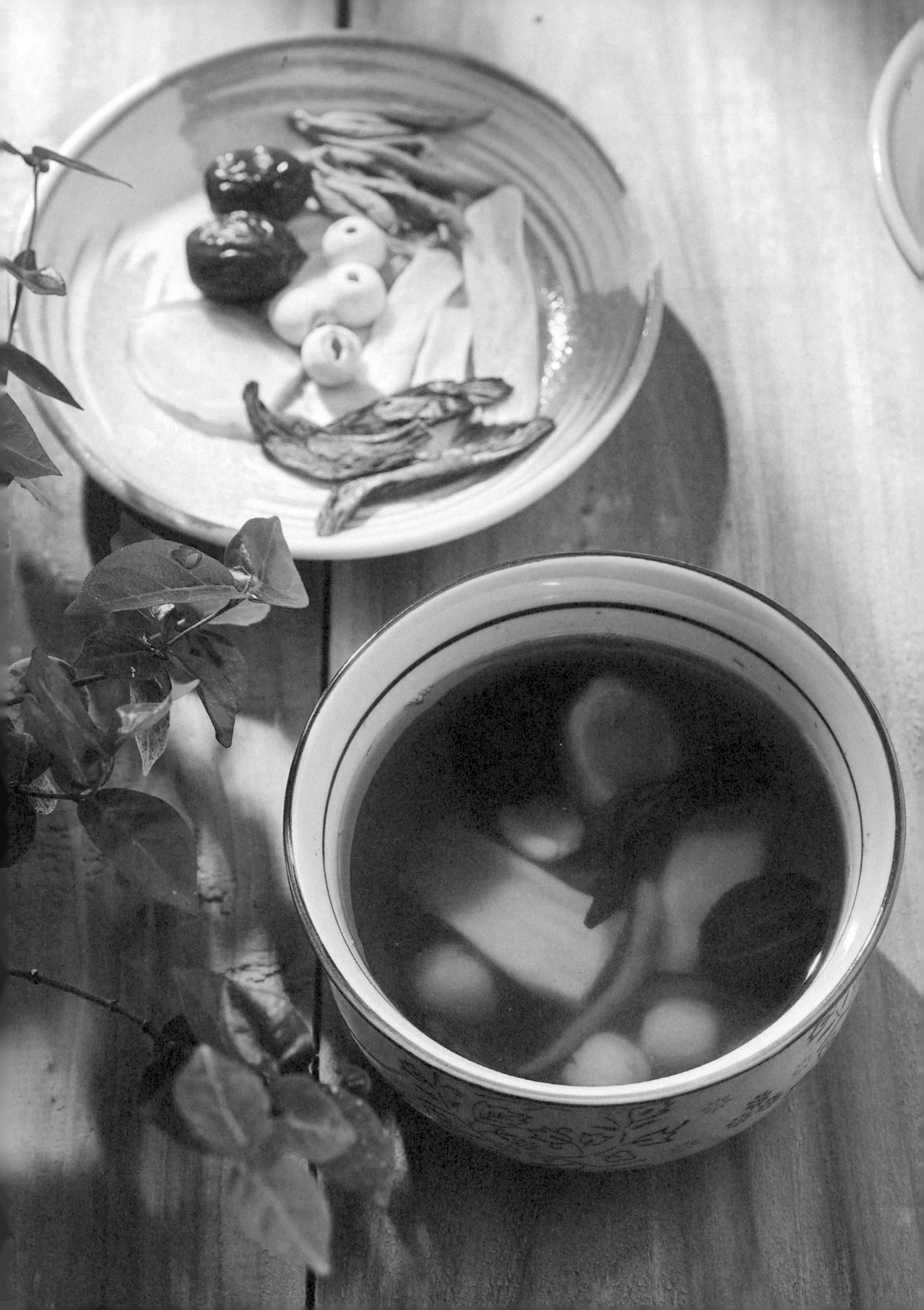

Recipe 4

年長者適用・補氣養心茶

材料 太子參5錢、蓮子（可含蓮心）5錢、丹參3錢、淮山5錢、薑3～5片、紅棗6枚。

作法

將太子參、淮山、蓮子、丹參、薑、紅棗放入鍋或養生壺，加入約2000毫升沸水沖泡，或煎煮30分鐘後，當茶溫熱飲用。

功效 補氣養心茶適合一般人飲用，尤其年長者容易覺得累，走路沒力氣、元氣也不夠，通常屬於虛不受補體質，此茶飲可以補氣。太子參可潤肺滋陰，蓮子可安神、養心，體內有虛火者，蓮子心不要挖掉，丹參可通血、活血，淮山加上薑、紅棗，可以平衡寒氣。

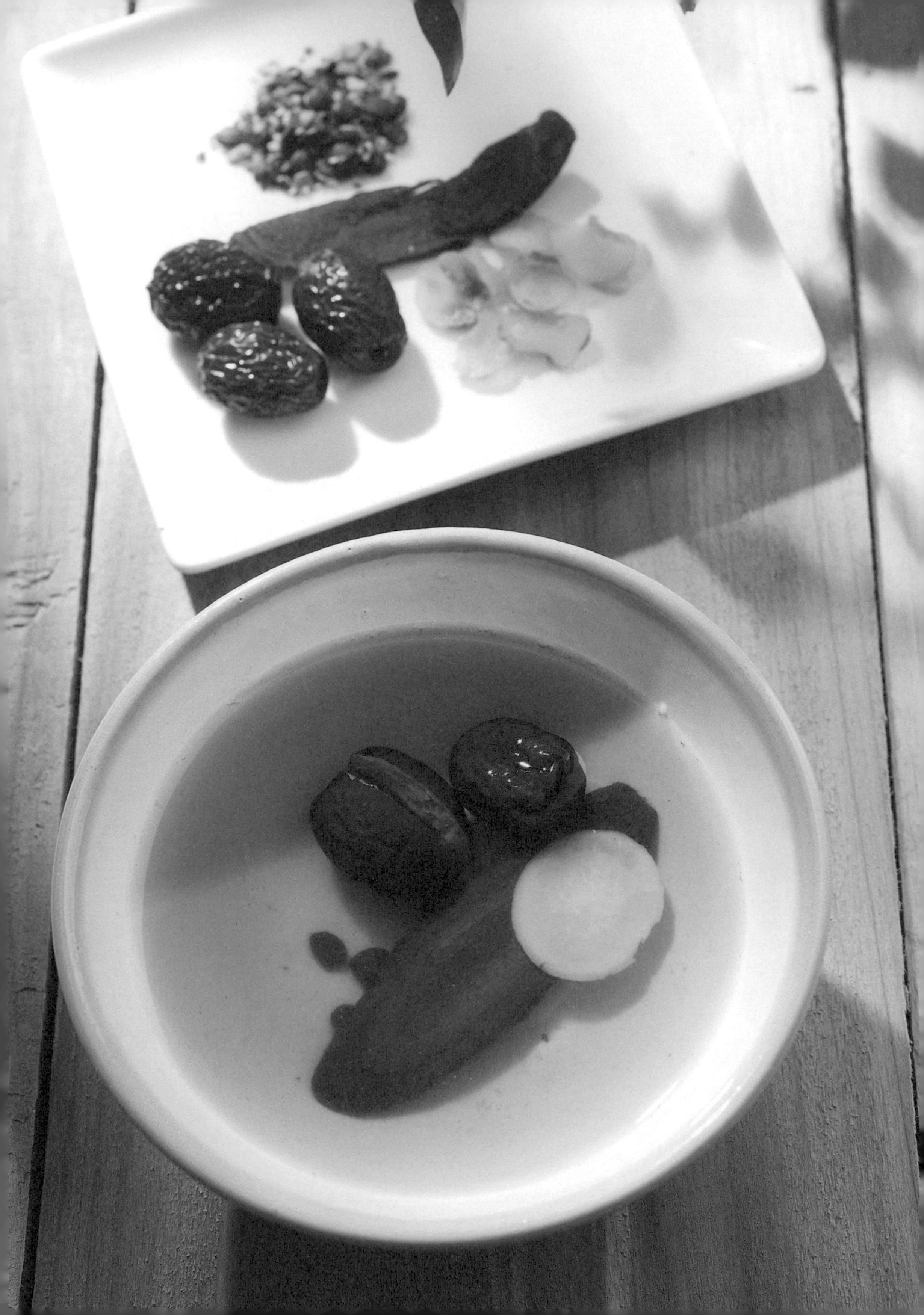

Recipe 5

養心安神・酸棗仁茶

材料　酸棗仁四錢、半夏一錢、炙甘草一錢、紅棗五粒

作法

1. 將所有藥材置入碗中，加入清水一碗。
2. 放進電鍋內，外鍋加一碗水，蒸熟。
3. 過濾藥渣後，一次喝完。

功效　酸棗仁有養心益肝、安神、斂汗等作用，對於容易緊張、壓力大、不易入睡的人特別有幫助，還能夠改善健忘多夢的問題。

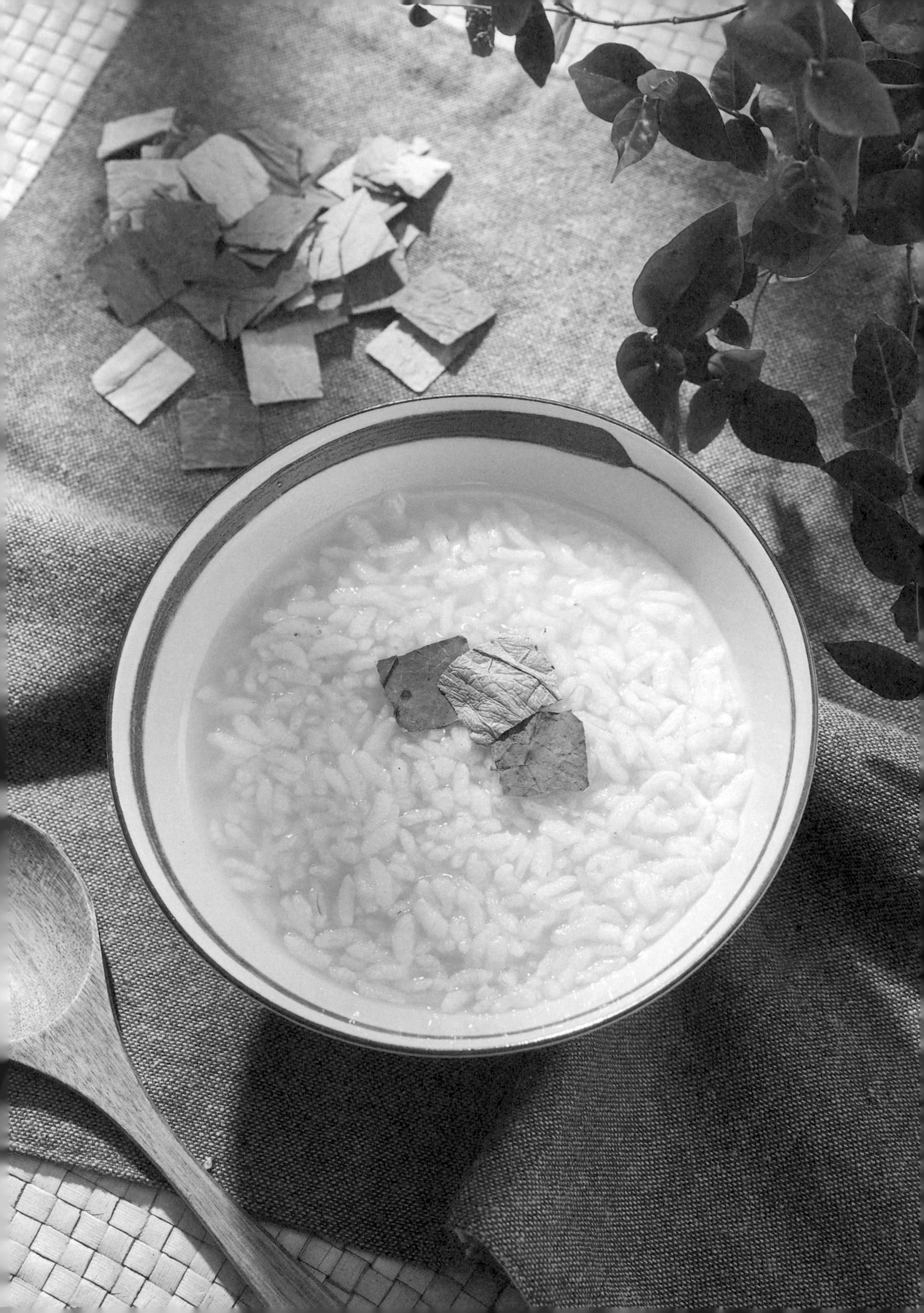

Recipe 6

降血壓消血脂・荷葉粥

材料 荷葉一張（乾或鮮均可）、白米 100 克、水約 900 毫升、冰糖少許

作法

1. 荷葉洗淨，切成小片狀。放入鍋內，加入約 400 毫升水，用大火煮沸後，再轉小火煎煮十至十五分鐘，過濾荷葉渣，留下湯汁備用。
2. 白米洗淨入鍋，加約 500 毫升水煮滾後，轉小火熬煮三十分鐘。倒入荷葉湯汁續煮三十分鐘。食用前加冰糖調味即可。

功效 荷葉的風味清爽，香氣淡而不薄，有消暑、退熱解毒的功效，還可以降低血脂與血壓。這道粥特別適合體質肥胖者食用，可做為主食，每日食用一次。

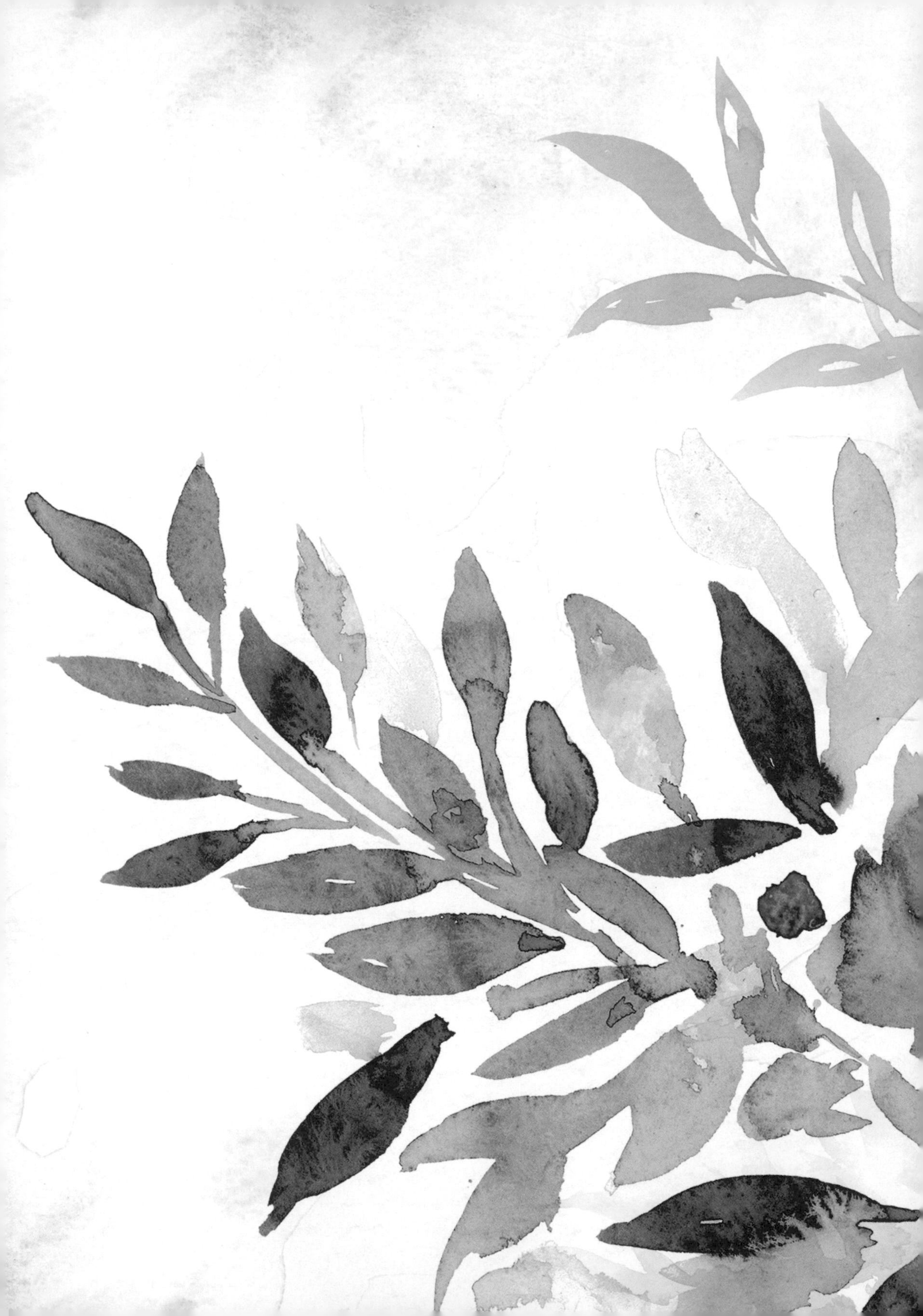

第一章

心事誰人知

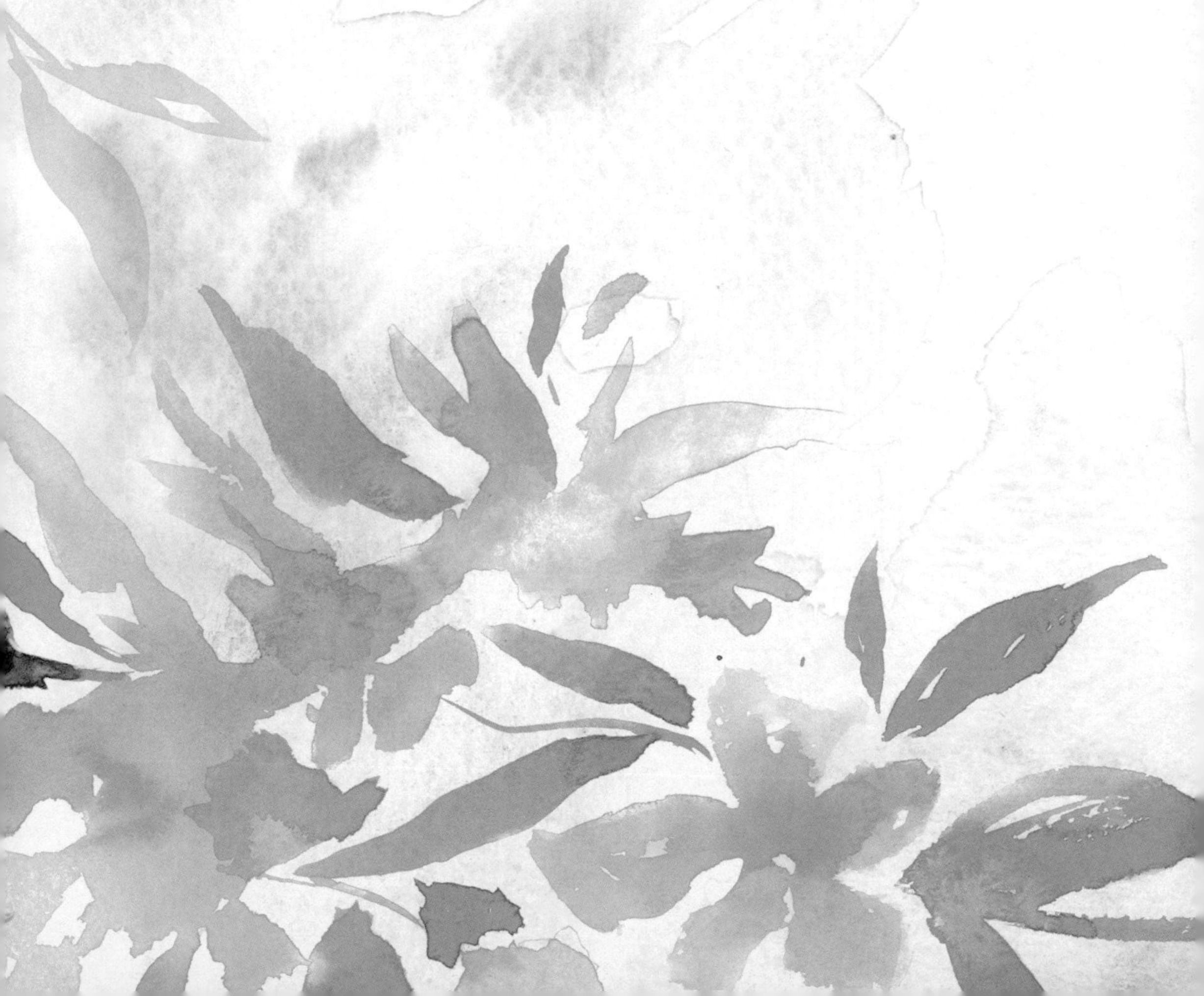

1

跟中醫師談談心

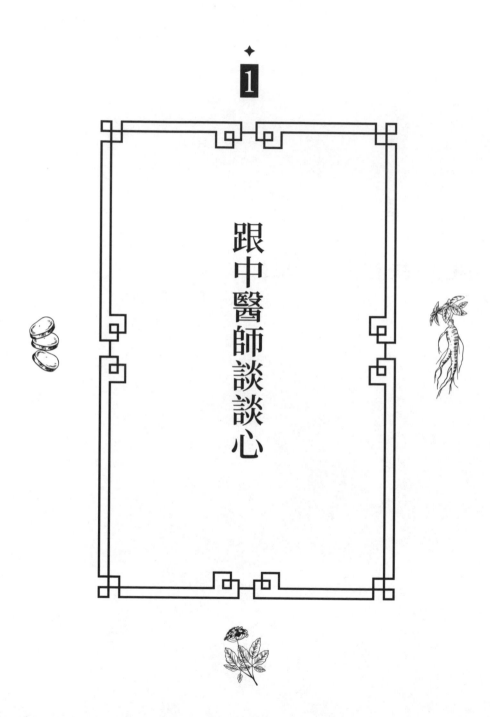

有一首台語老歌，真的唱出「心臟」的心聲，那就是《心事誰人知》。歌詞裡提到「心事若沒講出來，有誰人會知！有時候想要說出，滿腹的悲哀！」沒錯，心臟的事情，若是沒有說出來，真的不會有人知道，但是一旦說出來時，己經是滿腹的悲哀。也就是說，心臟就算生病出問題，通常不會有任何明顯症狀出現，但是，一旦有症狀時，己經滿是無奈悲哀，事態嚴重了。

心臟疾病被封為沉默的殺手，比癌症更加致命，根據統計，台灣一年有近四萬八千人因為心血管疾病而死亡。它來得很快，也很嚴重，快到來不及說再見，快到大家都搞不清楚怎麼回事，就是因為心臟疾病奪人命，快狠準。

就西醫的角度看心臟，它被視為心血管的器官，心跳、脈搏、心血管、血壓等，都與之有關，看起來簡單多了，但是，在中醫的眼中，心臟可沒那麼簡單。

當一個人有煩惱的事情，卻沒有說出口時，大家會說，這個人有「心事」，卻沒聽人說過「腦事」，明明想事情是用腦，而不是用心，為什麼是

「心事」呢？

有一句成語叫「悶悶不樂」，說的就是一個人有事無法解決，故不快樂，而這個「悶」字，就是心被關在門裡面了，奇怪的是，明明是腦子事情想不通，怎麼又是把心關起來呢？

還有很多與人的精神、思考、情感等相關的字眼，都是以心或者以豎心旁的「惱」字為用，像是心慌意亂、心神不寧、用心良苦，煩惱、惱人、惱怒等等，還有西醫所謂的憂鬱症一詞裡，也能看見心的字眼，若依照西醫看法，這些都該是大腦所造成，但中國的造字怎麼全用在心上了呢？

這就要從流傳數千年的中醫學來說。黃帝內經的《靈樞．本神》歧伯答曰：「任物者謂之心；心有所憶謂之意；意之所存謂之志；因志而存變謂之思；因思而遠慕謂之慮；因慮而處物謂之智。」這段話說得很清楚，心才是接受外界事物訊息的主人，並且能夠產生意識、思維與活動，甚至進而產生思考與思慮後，轉變成智慧。由此可見，人的一切活動皆由心起，心是「君主之官」！

既然心是君主之官，它自然就是管轄五臟六腑的主人。在中醫界裡也常說，要醫一個人之前，要先醫病人的心，怎麼說呢？

我常碰到一些病人，都是慕名而來，一來開口就說：「吳醫師啊！我知道你很厲害，我這個毛病，看過很多中西醫了，都看不好，朋友就叫我來找你，我相信你一定能夠看好！」

等我替病人把好脈，說明病情時，這個病人就說，「唉呀！吳醫師，你看仔細一點呀，你現在說的東西都跟之前的醫生一樣，但我吃了好久的藥，都不見好轉，你再看清楚一點！」

像這種病人，黃帝內經提到「凡刺之法，必先本於神。」也就是說，在醫他們之前，就要先醫心，為什麼呢？因為這種病人最大的問題出於心。他們的心神並不相信醫生診斷的結果，心神已經認定有別的病，因此，始終對於開出的診斷藥方半信半疑。

如同成語所說，「心有所屬」、「心中已有定見」，這時候就算大羅神仙也難醫呀，畢竟，每個人的心都是自己五臟六腑的君主，君主已認定的事，又豈能被外人所干擾。

所以，我也常勸病人，你要來看我的診，就要先對我有十足的信心，要有一顆相信我的心，療程至少要有三個月，不要來個兩次，就一直問怎麼都沒效果，沒有感覺。畢竟中醫講究是調理，把身體的五臟六腑的缺失溢盈透過中藥或針灸等方式，去進行調整，不可能一時半刻立即起效果。

有時候，我也會念病人，心不要有事，心事太多了，會傷心，心傷了，精氣神也會衰弱，所以，當人有心事時，開始失眠、吃不下睡不著，連鎖反應影響了其它臟腑。

成語提到「心服口服」、「心想事成」，「心浮氣燥」、「心猿意馬」、「心煩意亂」等等，是不是都在說明心的君主地位，所以，有心事就是要說出來，不說，沒人知，還傷自己的身體，何必呢？

現代人十個人中，有八個人都會感到胸悶、氣短、失眠、暈眩等症狀，就我的病人來說，幾乎都有這些症狀，尤其在夏天，這些症狀都被大家當成是中暑，以為只要刮刮痧即可，但是並沒有這麼簡單。

以中醫來看，這類的現象多半是生活作息不正常、過度勞累所埋下的病因。心屬火，夏季天氣熱，又直接影響心臟的運作，所以夏天更應該要保養心臟，不做傷心事，多做養心事，更能符合中醫養生之道。

吳明珠小提醒

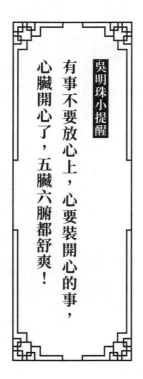

有事不要放心上，心要裝開心的事，心臟開心了，五臟六腑都舒爽！

2

中醫課的大辯論：西施捧心，究竟是什麼毛病？

學中醫的人一定都記得，課堂上教授都會問學生「西施捧心，究竟是什麼病？」這個命題很大，因為從究竟西施是哪裡痛？怎麼痛？到底為什麼要捧著心？是心，還是胸口？有沒有咳嗽？頻率如何……等等問題都要問清楚才能進行診斷。

記得那年我在上課時，教授才開口問，就有同學急著回答是心臟病、心肌梗塞、肋骨裂、肺氣腫等等，還有同學開玩笑地說「她裝的！」，西施捧心不只在歷史故事上引起爭議，也在中醫醫學界引起熱烈的討論。但是，中醫看診，絕不能用瞎猜的，而是「四診」。

說個有趣的事，很多病患都以為我會算命，他們來看診時，我會提醒「回去要早睡，不要熬夜喔！」或是問「最近便秘喔！」「心跳忽快忽慢喔！要注意心臟喔！」每當我一語說中病患的生活作息以及身體不舒服的毛病時，病患總說「吳醫師你算命好準喔，是看面相還是手相，幫我看看財運好不好……」

說中病患的生活作息，不是我會算命，而是中醫的「四診法：望聞問切」。我們中醫看診時，不用聽診器，不用看血液尿液檢驗的數字，只要掌握好望、聞、問、切，就知道病人發生什麼問題。

望診就是觀察病患的精神、面相、舌紋、舌苔分布、眼睛眼白、血絲、皮膚色澤亮度，甚至是耳朵的形狀等等。所以，病患一進門，我一定先看他的樣子。

聞診則是聽病人說話聲音有沒沙啞、說話時有沒有氣喘音、咳嗽、還有病人身上、口中發出的氣味等等。

問診，則是詢問病人有什麼症狀，生病多久了，平時有什麼習慣，有時問病人還不夠，要連家人、同住者一起詢問，因為有些病人會覺得那根本不是病因，於是隱瞞了狀況，所以有時候反而問家人更清楚。

切診，就是把脈，或者按壓小腿，查看心跳的頻率，以及是否有水腫、青筋出現等等。中醫為什麼以「四診」來斷病症呢？《丹溪心法》指出，「有諸內者，必形諸外」；黃帝內經《靈樞．外揣》篇中指出，「司外揣內，司內揣外」，也就是說，看外在的樣子，可以來判斷身體哪裡生病了，內臟受傷了，外表一定會顯露出病症，因為人的身體五臟六腑通過經絡去聯結帶動，發揮個別的功能，所以，一旦一個環節出狀況，一定會反應於外。

因此中醫角度的心臟，除了脈搏心跳外，還攸關氣血循環。也就是說，心臟的健康程度會反應出氣血盛衰，所以察看氣血的循環可以掌握心臟是否出狀況。我們可以從這些地方觀察：

1. 眼睛的眼白

眼睛若是無神、乾澀、甚至眼袋很大，都是氣血不足的徵兆，有句俗話說「人老珠黃」，就是氣血衰竭所造成。

2. 看耳朵

若是耳垂有摺痕，代表心臟或血管可能有阻塞、彈性不好的問題，病理狀況越明顯，刻痕就會越深。以中醫的角度來說，耳垂摺痕是出現心氣阻滯或氣滯血瘀的現象，所以容易出現心血管疾病。

3. 看手指甲的月白

如果一個人手指甲上沒有月牙，或只有大拇指有月牙，顯示體內寒氣重、循環差、氣血不足；如果一個人手指甲上月牙過多、過大，則容易患甲亢、高血壓等病。若再加上指甲上的豎紋，說明身體氣血兩虧，透支了，是提前衰老的象徵。

除了上述看眼白、耳朵和手指的月白之外，中醫也會從面色分辨心血管疾病的狀態。

陳壽所寫《三國志．關羽傳》裡，寫著關羽紅臉綠帽，一身青衣，而戲曲舞台上，為了展現人物形象，則以不同顏色的臉譜，來展現不同人物性格，像關羽是紅臉，表示熱情忠誠，忠肝義膽，義薄雲天，而曹操是白臉，表示冷淡與奸詐。

但在中醫上，關羽若真到了「面如重棗」的地步，恐怕是很嚴重的高血壓。中醫望診中面色一項，主要會先分辨青、赤、黃、白、黑。不同的疾病狀態下，會呈現不同面色。

像關羽是出了名的火暴脾氣，又經常通宵讀《春秋》，是個夜貓子，飲食多大魚大肉，經常喝酒。這樣的生活形態，中醫推論關羽應該有嚴重的高血壓。中醫強調「有諸內必形於諸外」，內在的疾病多有外在表現，透過望診的及時診治，可防患於未然。

高血壓的人，大多都會臉紅；心臟瓣膜病中的二尖瓣脫垂者的臉，則像塗了胭紅一樣「面紅如妝」；嚴重心臟疾病患者，出現則是高熱昏迷，汗出如油，皮膚灼熱，面色發紅。我們的身體狀態，都會反映於外在。我也長期從病患身上得到驗證，有些病患一進診間，我簡單地看一下臉和手，就說中了這個人的生活狀況。有時候說得太準了，還把病患嚇到直問「吳醫師，你會通靈喔，要不然我什麼都沒說，你卻知道我做了什麼事。」（更詳細的觀心望診法於 P.111 說明。）

其實，身體很老實，你怎麼對待他，他就會如實地反應於外在，所以，才會有大家聽到很膩的吳醫師碎碎念：你想要永保青春不老，體力維持年輕，那你就要好好善待身體，不要熬夜，不要抽煙酗酒，更不要生氣，吃些健康的食物。這些都是老話常談了，但誰聽得進去呢？

至於，西施到底是什麼病？中醫界有不同主張，要我來看，西施的心病大於實際病證，也有可能是胃食道逆流，畢竟，若是心臟病相關的病，應該無法活太久，更見不到這個美女皺著眉著頭捧心。

西施當時是在十五歲時遇到范蠡，她被相中成為美人計的主角，經過琴棋書畫、歌樂舞藝的訓練三年後，十八歲時才被獻給吳王，這段時間裡，不曾傳出有任何捧心的狀況出現，因此，從這來看，這時候還不是病美人，而是真美人。

西施的病，應該是心情沮喪，鬱鬱寡歡，因為她背負著勾引吳王夫差的重責大任，讓吳王無心於國事，給予心愛的越王勾踐有著充足時間東山再起，所以，要陪在自己不愛的人身邊，還得裝開心，背後的目的是要救一個國家與君主，以現在的字眼來形容，就是「間諜」，壓力之大，恐怕會讓她夜夜失眠，食不下飯，心事重重，悶悶不樂。

這樣的生活品質，確實會讓她的心臟負荷大，感到胸悶不舒服，不過，西施一直到三十六歲時，才完成任務，越王勾踐才完成復國，所以，倘若西施真的是嚴重心臟病，可能活不了那麼久的時間。所以，我認為西施捧心也可能是她想要取得吳王憐惜的手法之一，由此看來，西施絕對是一個冷靜且有頭腦的美女。

吳明珠小提醒

耳朵有摺痕、指甲月白小的人，要多注意心臟相關的病變。

3

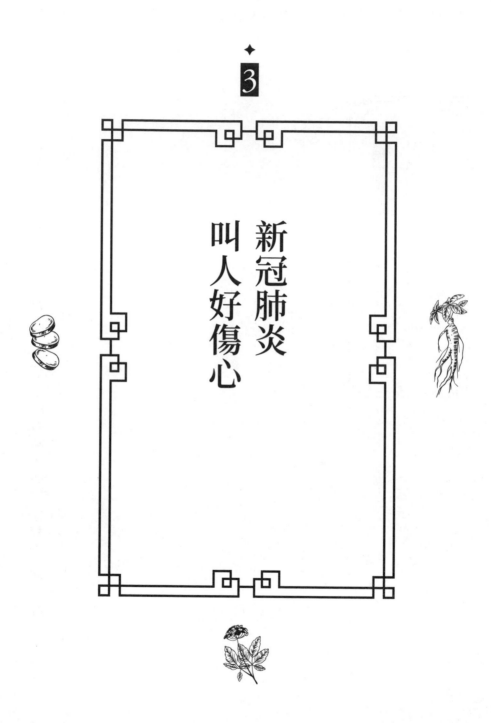

新冠肺炎叫人好傷心

截至這本書出版之時，新冠肺炎大流行已經二年多的時間，世界各地的民眾都經歷一場病毒戰爭，無論曾經得過或沒有得過，在中醫來看，新冠肺炎病毒都叫人好「傷心」！

新冠肺炎期間，診所很冷清，但電話卻無時不刻響起，因為很多病患不敢上門回診，只能在電話裡哀嘆著，心情好差，胸口好悶，好像喘不過氣來，吸不到空氣，心臟跳動忽快忽慢的，說到東嘆口氣，說到西又嘆口氣。

說實在話，我很擔心這些人，這種恐懼病毒又苦悶在家裡，心事無法宣洩的情況，恐怕沒遇上新冠病毒，卻先敗給了自己的心魔，把自己嚇出「心臟病」來了，所以，在我看來，新冠肺炎傷害最深的是心。

不只中醫這麼看，西方的期刊《Science》中，特約撰稿人 Meredith Wadman、Jennifer Couzin-Frankel 等人在西元二〇二一年針對「新冠病毒影響的人體器官」發表一篇文章。文中就提到，「這種病毒幾乎可以侵襲人體的任何部位，包括肺、心血管、腎臟、腸和大腦，並造成毀滅性後果，它的兇猛令人害怕。」還有多篇的國外醫學期刊都在強調，新冠肺炎病毒所傷害的不只是肺，還會影響血液循環與心臟，因為病毒也會攻擊心臟肌肉，影響到凝血的問題，造成心血管阻塞、中風的狀況。

台灣醫學界也發現，新冠肺炎疫情期間，中風、心肌梗塞的病例較以往增加且嚴重，甚至也傳出急性心肌梗塞到院前心跳停止的情況，那時候正逢疫苗的施打，結果還造成大家一度對疫苗的恐懼。

簡單來說，新冠病毒所造成的傷害，絕對不僅只有肺，會影響致死的，應該是心臟的傷害。根據西醫研究發現，新冠肺炎可能誘發的心血管系統併發症包括：急性冠狀動脈綜合症、冠狀動脈夾層、急性心肌炎、心肌病、心臟衰竭、心律失常、動脈栓塞、心源性休克，上述列出來的這些疾病統稱為「心臟病」。

西醫眼中的新冠病毒不但在肺部造成傷害，也會影響人體其它器官，因為在血液上的問題，造成心臟方面的病變與影響，因此，防疫中心會提醒大家，有高血壓、心臟疾病的人要特別注意，就連打疫苗時也是一樣。

而用中醫角度來看新冠肺炎，傷害到人類的不只是生理，心理影響也非常大。生理上如同西醫看法一樣，病毒攻擊肺臟後，所延伸出來的心血管、心臟問題。心理上則是因為要防止病毒的傳播，大家必須戴口罩，維持社交距離，甚至害怕與人接觸，要是必須被隔離或居家檢疫時，一個人關在屋子裡的寂寞感，那才是衝擊人心最嚴重的地方。

在疫情期間，常有病患打電話來，哭訴他們心情低落，經常會心悸，不知道在害怕什麼，總覺得自己好像感染到病毒了；這時候心理知覺延伸出生理知覺，像是心痛、心疼、呼吸困難或是頭暈目眩等等。其實，這些人有一半以上，生理上都沒有問題，全都是心病。

新冠肺炎引起的恐慌，比真實生病狀態嚴重。像疫情剛開始爆發時，大家一聽說「清冠一號」能夠對抗新冠病毒時，病患上門來都在問，還要求開這個處方，要用來預防新冠肺炎。

美國疫情最嚴重的時候，很多人想買「清冠一號」寄去給美國讀書的小孩或是親朋好友，市場一度缺貨，甚至漲價。坊間甚至還流傳，清冠一號可以用來預防，所以要多喝，但是，大家真的誤解「清冠一號」的用途。

事實上，經過實驗報告證實，「清冠一號」是對於染疫的人、輕症者有效，對沒有生病的人來說，不但沒效甚至還有害，畢竟那就是個治病的處方，並非用來日常調理保養。

「清冠一號」是依據中醫治療急性感染性疾病的《溫病條辨》一書中來開出處方。是荊防敗毒散的加減方。其中包含多種抗病毒功效的中藥材下去搭配，有針對抗病毒的、提高免疫力的，有化痰宣肺的，再來就是強化體質等。其中有多種藥材都偏寒，是為了針對有發燒症狀的病患使用，所以，明明沒有發燒，卻去吃退燒的藥，對身體肯定只有傷害，因此千萬不要一股腦地亂吃。

網路上流傳很多防疫或抗疫的中藥偏方，身為中醫師來看，真的不建議去試，畢竟中醫無論在治病或調養身體上，都會依照個人的年齡、體質、五臟六腑的狀況，進行藥方的調配，所以都有差異性。「清冠一號」是處方用藥，不是用來預防，生病了，還是要找合格的中醫師，才能對症下藥。

現在大多數人都打了疫苗，但是要記住，注射了疫苗不代表就不會染疫，以中醫觀點來說，病毒是生病的誘因，但是否會生病，還是取決於個人的免疫力，也就是中醫所謂的「正氣」。這說明了為什麼在同樣的空間裡，有人會染疫發作，有人則平安無事。

面對未來，人類勢必要與病毒和平相處，就算打滿三劑疫苗，在本身人體的正氣不足的情況下，還是有可能被所謂的「外邪」入侵而發病。所以，無論何時何地，大家都該重視提升自身的正氣，也就是加強免疫力。這時候透過養生調理，調整作息與生活方式，才是真正最佳的防疫之方。

另外，對於染疫復原的人，建議要好好調理身體，尤其是心血管疾病與心臟病。因為新冠病毒會攻擊心臟的肌肉，造成心肌炎、心臟衰竭，甚至引起體內血小板增加，讓血栓風險變高許多。

西醫研究也發現新冠疫情期間，中風、心肌梗塞等病症，較以往增加將近二倍，而且年齡層比較低。由於心臟一旦受到攻擊，所衍生出來的病症都容易危及生命，相較於傷害肺臟的問題嚴重許多，所以，我總會提醒病患要特別地注意。

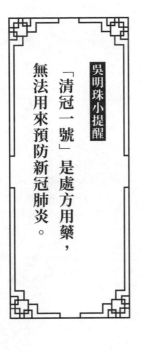

吳明珠小提醒

「清冠一號」是處方用藥，無法用來預防新冠肺炎。

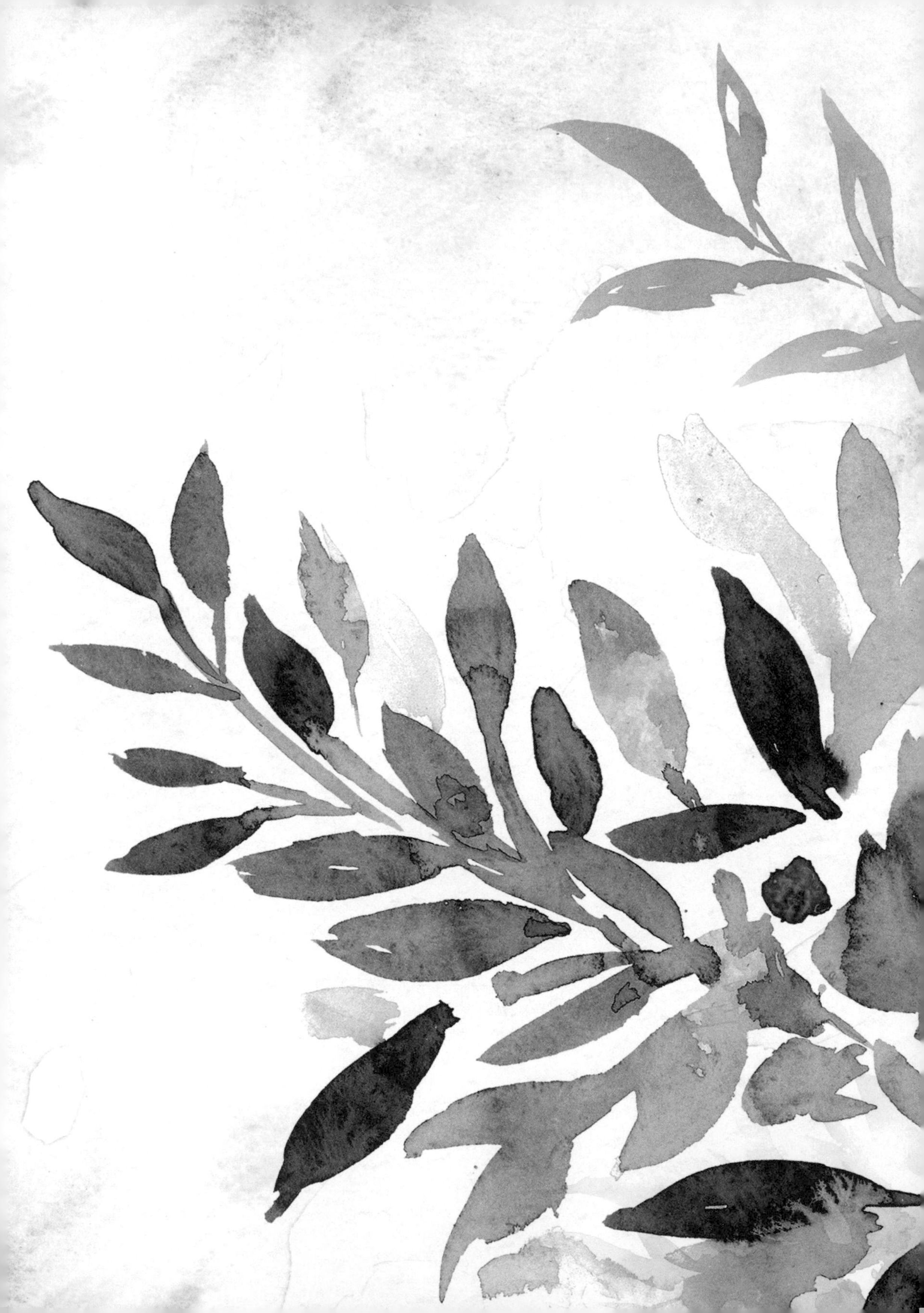

第二章

心是生命真正的主人

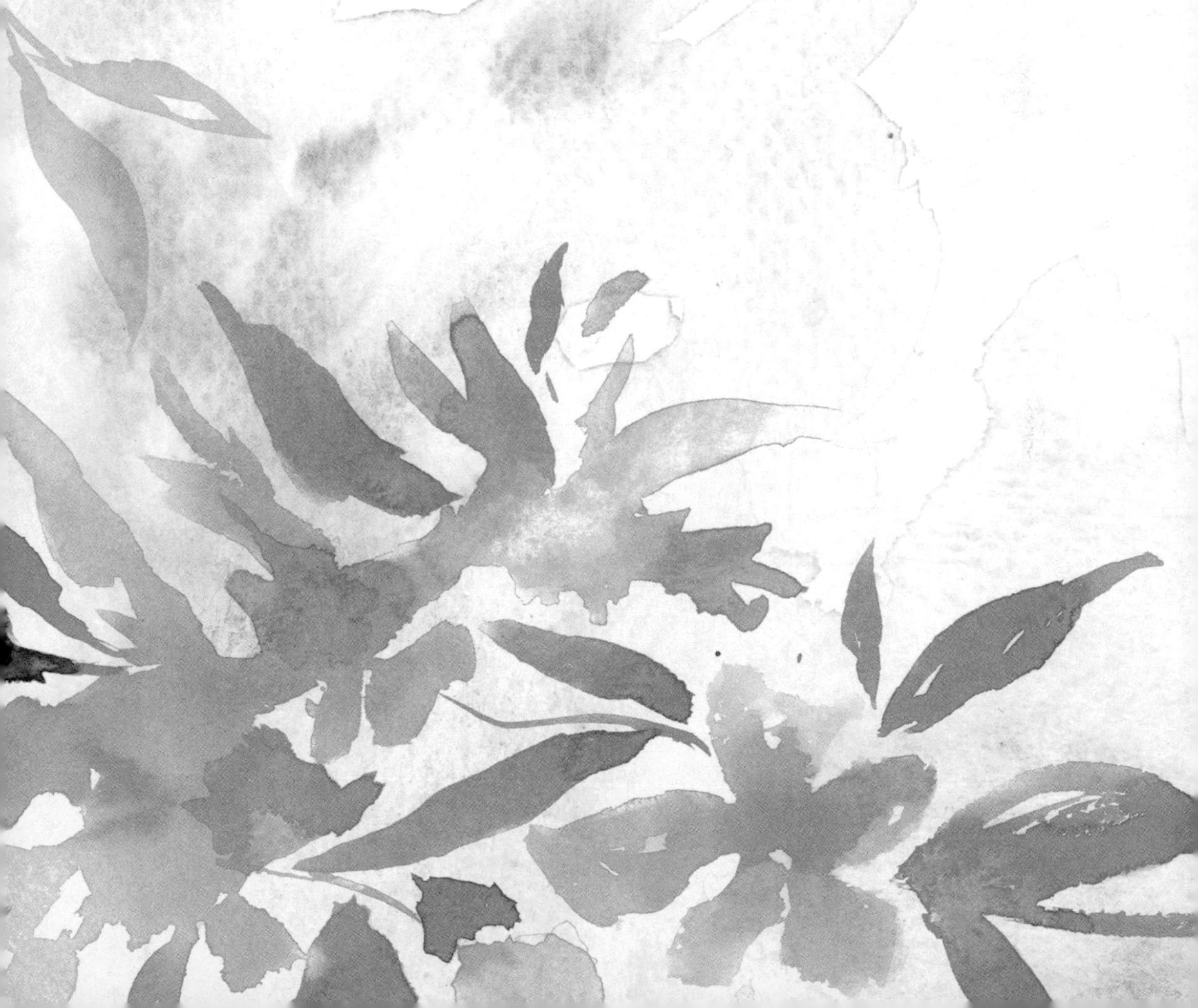

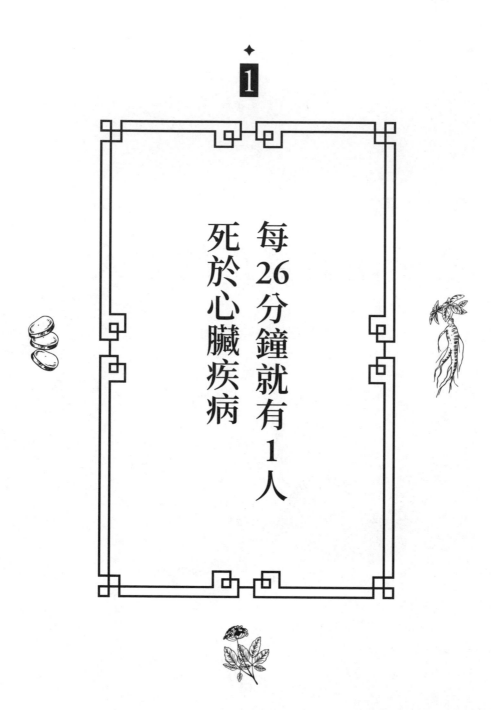

1

每26分鐘就有1人死於心臟疾病

人體哪一個器官最辛苦呢？

有人說肝，因為它要負責排毒素、轉化酒精等，所以常會累到肝硬化。有人說腎，因為它要把身體製造出來的廢物給排出來。還有人說肺，因為現在的空氣太差了，呼吸又不能停止，只好一直忙著過濾壞空氣。其實，要我說是心！

打從母親的子宮裡有生命以來，心就開始運作，也是直到心跳停止了，生命才宣告終止。

偏偏大家卻很容易忽略心臟的病痛，一來因為症狀不明顯，二來是因為真有任何疼痛或反應出來時，大家都會以為是由其它的器官引起，很少會去注意到是心臟生病了，直到事態嚴重，才驚覺原來是心病。

我們來看個數字，喚醒大家的警覺心！根據衛生福利部的統計資料，二〇二〇年的前十大死因，心臟病排名第二位，一年奪走兩萬多條性命，平均每二十六分鐘就有一人死於心臟病，每小時有二個人心臟病發作，看到這樣的數字，大家是不是覺得很誇張！

心臟疾病一直在十大死因中名列前茅。若以器官來排出死因順序，則心臟病的死因絕對是排第一位。常聽到一句台語的玩笑話叫「那個人是懶得呼吸死的」，這種說法其實不正確，應該改為那個人是心臟停止跳動才死的。因為呼吸停止個幾分鐘，人不會死，就像是憋氣。但是，心跳停止就叫休克，時間一久，其它器官也跟著活不下去，這才叫做死亡。

心臟是人體最重要的器官，尤其隨著科技進步，人類的平均壽命增長，大家對於健康也愈來愈重視，畢竟有了健康的身體，活得長壽才有意義，才有價值。偏偏社會愈進步，大家的壓力卻愈大，好吃的食材愈多，大家的飲食卻愈來愈不正常，暴飲暴食或是三餐不定時，都造成身體的傷害與負擔。

以前，心臟疾病幾乎都是年紀大的人才會出現的毛病，因為退化是必然之路。但是，近幾年來，頻頻傳出因為心臟疾病而過世的消息，很多是中年人，甚至是年輕人，這種情況就不正常呀！

根據一項健康調查，在二〇一六年到二〇一九年之間，十八歲以上國人的高血壓患者達到二十五．八％，全台灣二千四百萬人當中，大約有六百萬人是高血壓的可能性患者，更可怕的是，其中十八歲到三十九歲之間的人，有近八成的人驚覺自己有高血壓，持續就醫控制著，那麼其他的人呢？

大家也許看到這裡，覺得一頭霧水，想不通高血壓跟心臟有什麼關係。我們再看一個數字，二〇二〇年國人十大死因統計裡，高血壓性疾病位居第七位，每五個死亡人數中，有一人是死於高血壓疾病，而高血壓最直接的傷害，就是破壞心臟的結構與功能。

所謂的血壓，是血液流動時，衝擊血管壁所引起的壓力，若是長期處於高血壓，對於血管及心臟都會造成很嚴重的負荷，長期下來，就會引起心臟相關的疾病，像是腦中風、冠狀動脈心臟病、心臟衰竭、心肌梗塞等問題。

無論是中醫或西醫，都一致認同高血壓是心臟病的最主要的危險因子。男生超過五十歲，女生超過五十五歲或是停經後，高血壓風險都會隨之上升；在台灣七十五歲以上的老年人，超過一半都有高血壓，若是再加上肥胖、高血脂、糖尿病或家族史，我都會提醒這類病患，要注意心臟病的可能性。

而現在的年輕人，生活作息不正常，日夜顛倒、抽煙喝酒、吃的東西重油重鹹、缺乏運動，或是運動頻率太過極端，要嘛不運動，要嘛突然來個重訓或是跑去跑馬拉松等等，這些都很容易引發心臟方面的問題。

有個年輕病患，才二十八歲，瘦瘦高高的，平常沒有運動習慣，突然有一天興致來了就跟著朋友去參加馬拉松，抱著玩票性質，賽前完全沒有練習，跑到中途時，突然就喘不過氣昏倒，還好緊急送醫，這才發現血管險被衝破，差點就休克救不回來。

這幾年來，也傳出很多名人因為心臟疾病而驟逝，除了心肌梗塞外，還有主動脈剝離。大家覺得很不可思議，看起來那麼年輕、那麼健康，甚至身材非常標準，我相信當事人也都這麼認為，就像我有很多病患，被檢查出有心臟方面疾病時，都是同樣的反應：「怎麼可能？」

現在網路發達，資訊豐富，心臟疾病的報導很多，但是，大家還是忽略，為什麼呢？因為還是受限於以前的觀念。每回我幫病患診斷，提醒他們注意心臟，他們總回我：「不會吧，我都沒感覺吔！」拜託，大家改變一下思維，更新一下共識，心臟疾病不是老年人才會得的病，年輕人也有機會，而且，等到有症狀出來時，通常已經是很嚴重的心臟病，甚至危及性命了。

2

西醫學的心

心臟是人體最重要的器官，一旦停止跳動，定義上就是死亡。以車子來比擬，就像是引擎，提供動力讓車子能夠發揮功能，載貨載客，賺錢交易運輸，而再豪華名貴的車子，沒有引擎，就是一堆廢鐵，價值為零。

心臟是人的引擎，維持血液流動，讓人體所需要的養分與氧氣，能夠運輸到全身，它很重要，也很辛苦，

當卵子與精子結合成為受精卵後，在六週前仍處於胚囊，直到六週後開始出微弱的心跳，這代表一條生命正式開始。由此可知生命的起點，就是心跳的開始，生命的終點，就是心跳的停止。健康的人每日心跳大約十萬次，循環出去的血液超過八千公升，每天二十四小時不眠不休，連睡覺也在工作，心臟既重要又辛苦，一般大眾卻對心臟不夠了解，導致當心臟發出求救的信號，卻不知道要重視與就醫，延誤了治療時機，真的是太可惜了。

心臟的位置

西醫眼中的心臟，就是我們感受得到、在左胸上蹦蹦跳的器官。其實心

臟的正確位置位在脊椎前面，胸骨後方，包在裡面被保護著，並且位置在中間偏左，心尖的部分指向左邊。

有個簡單方式教您找出心臟正確位置：右手先握拳，並且把大姆指給包進拳頭裡，這就是心臟的大小；接著右手握緊的拳頭向前方伸直後，自然的彎曲手肘，右手拳頭往胸口收，這時候你會發現，右手拳頭的落點是中間偏左，這就是心臟的位置。

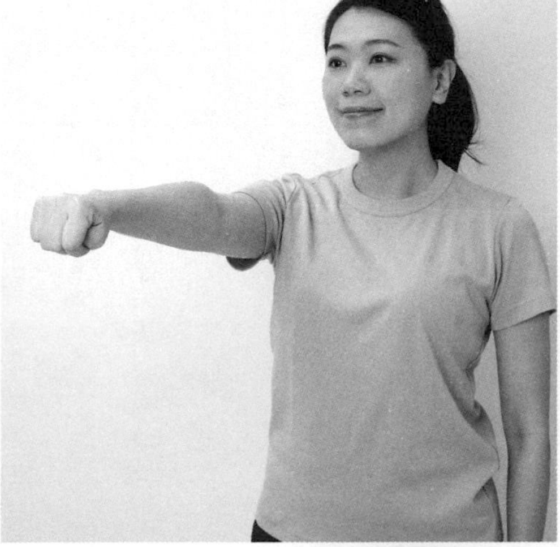

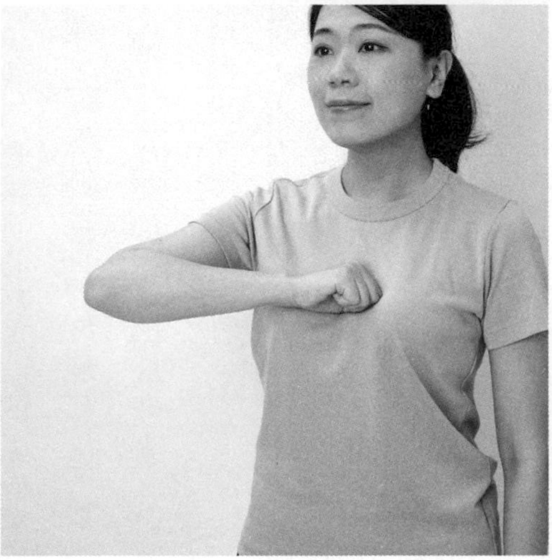

認清心臟的位置，主要是為了讓大家清楚辨識心痛，有的人一感到左胸口痛疼時，就緊張擔心是心臟出問題，但這個位置的疼痛往往不是心臟引發。事實上，心臟疾病引起的疼痛，通常會從胸部中央擴散開來，有時會擴散到左肩，甚至背部，這時候才真的要驚覺心臟有毛病了。

此外，分辨心臟位置，有個很重要的原因，在於施行急救措施心臟按摩時，正確做法是在胸部正中的胸骨，由正上方往下壓。大家都曾聽過，有人因被施行心臟急救按摩，而造成肋骨骨折，甚至刺進肺部，這就是因為搞錯位置，在施行心臟按摩時，全力在左胸使力的錯誤狀況所造成。

在西醫眼中，心臟真的是一個非常精密的器官，透過跳動造成擠壓，把含有氧氣的血液送往身體各個部位，同樣地，循環回來缺氧的血液，也透過跳動擠壓，送往肺部去進行交換，心臟透過這一開一合的律動，完成生命象徵的心跳。

同時，心房與心室之間，有著瓣膜，避免讓血液倒流，因此，若有機會看到心臟真實跳動的樣子，會被瓣膜的跳動開合間的規律所震憾，叫人嘆為觀止。

一個拳頭大小的器官，有著精密動作，仔細去看，心臟是非常有力的肌肉所構成的袋狀物，主要的構造可分為：心腔室、心血管、心瓣膜，以及傳導系統所組成。

心腔室就像是心臟的房間一般，所有哺乳類動物構造都相似，有四個腔室，上半部為左右心房，下半部為左右心室，右心房與右心室統稱為右心，左心房左心室則稱為左心。

心室是把血液送出去的地方，右心室連接肺動脈，就是把血液送到肺臟去，左心室則是透過主動脈把血液送到各個器官，所以，左心室的肌肉厚度，至少都是右心室的三倍，因為要傳送

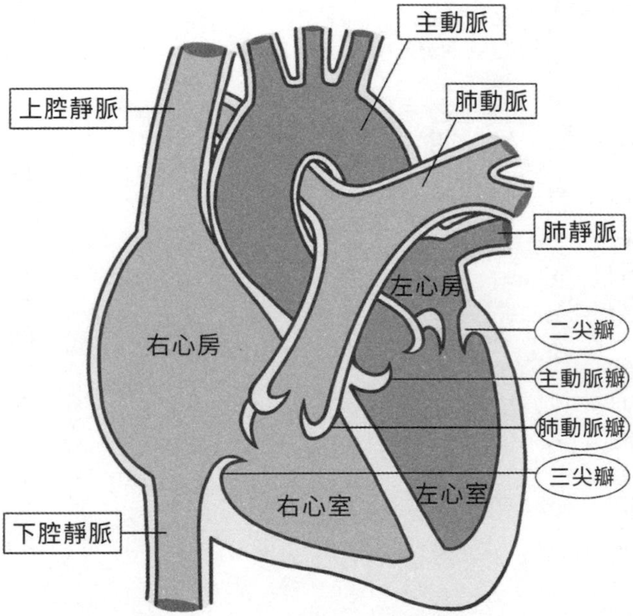

出去的血液比較大量，左心室的心肌也格外有力。

心房則是把血液收回來，透過靜脈與器官連接，右心房收回缺乏氧氣的血液收回後，打入右心室，再送入肺臟去進行氣體交換。承載著滿滿氧氣的血液，透過肺動脈，將血液送回來左心房，再打入左心室，之後就透過主動脈送到各個器官，完成全身的血液循環。

為了要讓血液朝向單一方向流動，不會因為心臟的收縮舒張，造成血液回流，這就是瓣膜重要的作用。心臟內部共有四個瓣膜，分別是三尖瓣、肺動脈瓣、二尖瓣、主動脈瓣。

以三尖瓣來說，它位在右心房與右心室之間，當右心房收縮時，三尖瓣會打開，讓血液往右心室擠過去，當右心室收縮時，這時候三尖瓣會關閉，而是由肺脈瓣打開，如此，血液才會往肺臟前進，而不會逆流到右心室去。

瓣膜的角色就像是氣閥，搭配心臟收縮的動作進行開關，讓血液流向正確的方向，任何一個地方的瓣膜出問題時，都會造成心臟的傷害。像是有先天性的瓣膜狹窄，或是閉鎖不全等，都會造成心臟的功能受阻，嚴重時甚至可能會呼吸困難、心臟衰竭等，要特別注意。

心臟的血液循環系統

另外，心血管也是心臟重要的組成，主要是完成兩項工作，即「體循環」、「肺循環」。

「體循環」是將富含氧氣的血液，從左心房、左心室，經由主動脈流向身體的中小動脈、微血管後，再經由中小靜脈、大靜脈，回到右心房及右心室，循環的範圍非常廣，遍及全身，因此，又稱之為「大循環」。

「肺循環」則是指從肺靜脈回到右心房的血液，因為含有大量的二氧化碳，呈現為暗紅色，經由右心室透過肺動脈，送往肺臟去，並在肺的微血管與肺泡間進行二氧化碳與氧氣的交換，這個過程又稱為「肺呼吸」或是「外呼吸」。

進行肺呼吸後的血液，則是充滿氧氣的鮮紅色，會經由肺靜脈回到左心房，並再進入左心室後，透過主動脈，去進行全身性的體循環，這種「肺循環」範圍比較小，因此又被稱為「小循環」。

人要活著得靠心臟不停地跳動，當然它也需要血液及養分，提供給心臟氧氣及養分的過程，稱之為「冠狀循環」，則是透過冠狀動脈、冠狀靜脈去完成。

冠狀動脈從主動脈分出，左右各有一支，覆蓋在心臟的表面，除了供應全身血液循環工作之餘，傳送血液進行循環，將血液送出去給各器官氧氣及養分的是主動脈，而提供給心臟本身的血管，稱為「冠狀動脈」；回收二氧化碳的則是「冠狀靜脈」。

右冠狀動脈負責將血液送到右心室壁和心室中膈的後方，大約三分之一的部分，其它三分之二則交給左冠狀動脈。左冠狀動脈掌管範圍廣，主幹分成左迴旋支與左前降支，全都包覆在心臟的外部一圈。

冠狀靜脈的血液，可說是全身裡顏色最深沉的血液，因為是心臟細胞補充氧氣與養分後，所輸出來的血液，裡面的二氧化碳濃度特別的高，儘管如此，靜脈血液裡仍會有一些氧氣，以備人體的不時之需，由此來看，心臟可真的很有心機呢！

我們在運動，喘不過氣來時，總會提到肺活量不夠，其實，運動時，為了要提供氧氣與養分給身體，心臟的活動量也會變大，本身所需要的養分也會提高，因此，若要增加體力，讓心臟的負荷力變大，則要讓冠狀動脈擴張，才能增加更多的氧氣血液。

至於心為什麼能夠不停地跳動，那就是得靠「傳導系統」，「竇房結節」發出的訊號來控制。「竇房結節」位在右心房上部，它會發出電流，先傳自心房的肌肉，使心房產生收縮後，電流再透過約 0.12～0.22 秒的時間，傳自房室結節傳自心室，使心室收縮。

這種電波的流動傳遞，就是在命令心臟跳動，這種過程非常規律，一分鐘可達七十次左右，電流極有規律的互相配合下，傳自心房與心室，讓二者可以配合密切地接連跳動，完成血液循環的工作，因此，就醫學界來看，心臟除了精密的構造外，其運作也令人嘆為觀止！

3

中醫的心

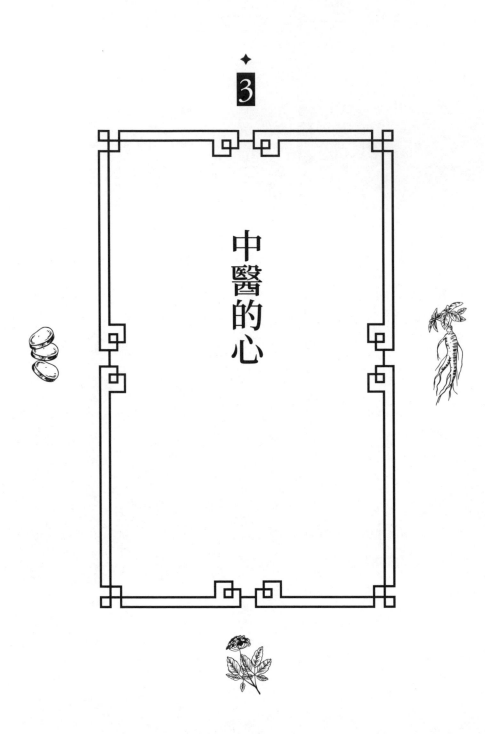

西醫對心臟的精密運作，有著極度的崇拜，同樣地，中醫也重視心，把它視為五臟六腑的君主，身體的大老闆。人要過得好，生活要平順，就要讓心過得好。

談到心，我很喜歡歷史上「比干挖心」的故事，《史記．殷本紀》：「比干強諫，紂怒曰：『吾聞聖人心有七竅，剖比干觀其心』。」這故事講的是商朝的紂王，沉迷於妲己的美色，妲己為了要除去比干，於是稱自己生病，要用人心做藥引才會有救，特別是比干的七巧玲瓏心，比干為了效忠君主，真的把心挖出來奉獻。

故事好玩的地方在於，當時比干挖心後並未死去，因為有姜子牙施法術相助，也傳達給比干，無心之人未必會死的意識，因此，無心的比干依舊活著要走回家，偏偏途中遇一老婦人賣無心菜，竟然一語道破，無心之菜能吃，但人無心即死，讓比干一聽，認知到無心之人即死後，立即死亡。

比干的故事，一部份是神話，但一部份讓大家知道，中國很早就知道心的構造，儘管這只是古代流傳的神話故事，但也說明，中醫所談及的心，不只是氣血，還有人的神志、精神。我常用這點來鼓勵病患，身體雖然出了問題，但是心是最重要，有心做不怕難。

比干的神話故事亦透露出，中醫早有所謂的手術，因此，對於身體內部構造，以及心的位置等，都非常清楚，像是《醫學入門．臟腑》說：「有血肉之心，形如未開蓮蕊，居肺下肝上是也。有神明之心，神者，氣血所化，生之本也，萬物由之盛長，不著色象，未有何有，謂無復存，主宰萬事萬物，虛靈不昧者是也。」

古代中醫以蓮花的心蕊來形容心臟外形，心尖比對上未開的蓮花頂，類似三角圓體的形狀，與心形一樣，可說是形容的非常貼切。同時，還指出心臟的位置就在肺的下方，肝的上方，在在驗證古代中醫的超越之術。

另外，古書《難經．四十二難》也提到：「心重十二兩，中有七孔三毛，盛精汁三合，主藏神」。七孔指的就是心臟有七個孔，分別是二心室二心房，加上主動脈及肺靜脈、肺動脈等，三毛指的是瓣膜，至於精汁則是指血液，最後強調，還藏有心神。

中國醫術可說是絲毫不遜於西醫，光看這些文獻就知道，當時開心手術早已行之有年，不用透過任何儀器，早把人體內的器官，五臟六腑的位置，理得一清二楚，甚至連重量大小都能記載在書中。接下來連續四篇，將說明中醫學的「心系統」，以及其重要性與功能。

4

心主血脈

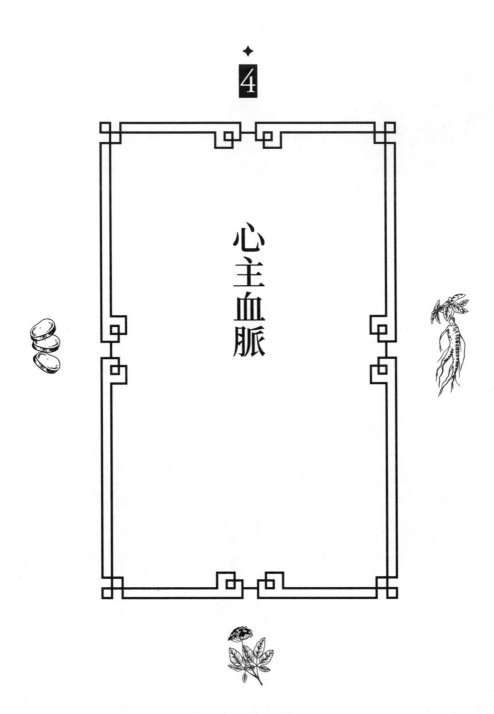

針對心的生理功能，心主血脈，就是指心能夠推動血液在脈管中運行。《素問．痿論》：「心主身之血脈」；《素問．五臟生成篇》：「諸血者，皆屬於心」；《讀醫隨筆》：「凡人周身百脈之血，發源於心，亦歸宿於心，循環不已」。所以，心主血脈，血氣足則容光煥發，看臉色就知道心臟好不好。

臉色看血氣，若心氣充足則面色紅潤具光澤，心血虛則臉色淡白無血絲，心血淤則面青紫。《靈樞．經脈篇》說：「手少陰氣絕則脈不通，脈不通則血不流，血不流則髦色不澤，故面黑如漆柴者，血先死。」若臉色黑如漆，那恐怕已病入膏肓。

所以，有高血壓的人容易滿臉通紅，像關公就可能有高血壓；女生身體較弱的，臉色就會慘白。我猜想古代那些美人，臉色很白的，大多身體都很差，像林黛玉就是個病美人，臉色極為慘白。或者小孩很愛吃冰，氣血就會淤塞，所以，很容易看到眼周及鼻子兩側出現黑眼圈。每每見到這種面色，中醫師就會提醒，不要吃甜食與冰品。

中醫看心，生理上還有幾個功效，第一是推動血液及營養到全身，滋養全身的每一個部位，所以，心血一定要足，身體自然健康；第二是脾可以生心血，脾臟的氣往上輸，升到肺部，進行氣體交換後，就能夠生心血；第三，心主血脈，心臟連通所有的血脈，心只要跳動，會帶動著脈搏跟著跳動，所以中醫可以藉由把脈的方式，來診斷氣血是否足夠，或是心氣強或弱等。

舉例來說，我在幫病人把脈的時候，有時會發現脈搏跳動微弱或是不規律，正常的心臟跳動是很有規律的，不會忽快忽慢。例如心悸，就是心跳動不規律，或是突然變快，或是跳動很沈重，若是經常性地發生，就要注意心血管的疾病，甚至是心肌梗塞。

有些病患搞不清楚什麼是心悸，我教他們，如果無故地聽見自己心跳聲音就是了！因為一般來說，心臟跳動平穩的話，我們是聽不到自己的心跳聲的，除非捂著耳朵，或是壓著一邊耳朵，或是例如上台演說前很緊張，心跳加速，才有可能聽到細微的「蹦！蹦！」聲。但是，若經常性的、無故的聽見心跳跳動加速聲音時，心臟可能有狀況，要多加注意。

心臟是依靠著心氣去推動血液至全身，心氣不足，就會推不動血，血流會慢，所以，氣血不足的人，手腳容易冰冷，末稍神經也會較差，若再加上高血脂的問題時，天氣一冷，血流速度變慢，或者血中油脂讓血凝固，就會出現栓塞的問題，這也就是為什麼胖的人或三高的患者，都是心血管疾病的高危險群。

5

心經開竅於舌

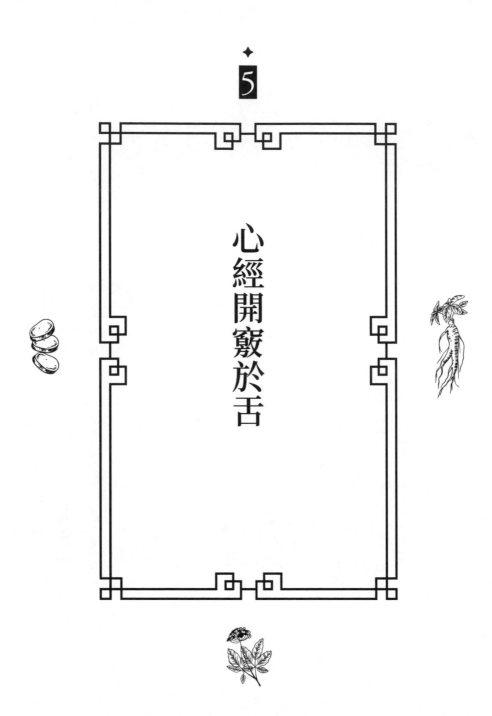

中醫講究經絡，《黃帝內經》曰：「經脈所過，主治所及」，說的就是身體不舒服時，可以透過疏理經絡，把塞住的地方打通後，改善不適的症狀，即中醫常講「通則不痛，痛則不通」。

人體有十二經絡，主管心臟的是「手少陰心經」，起於心中，下行經過橫隔連繫小腸。分支線者，從心系向上，順著食道上行，經過口舌，最後連接眼睛。另外，直行經脈，從心系上行到肺部，再向外下到腋窩，沿著上臂內側後緣，行於手太陰經和手厥陰經的後面，到達肘窩；再沿著前臂內側後緣，至掌後豌豆骨部，進入掌內，止於小指之內。

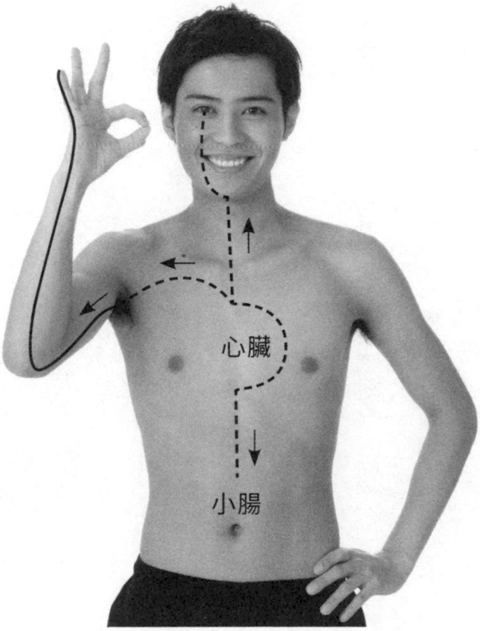

正因為心經的支脈連接與舌到眼，因此《靈樞．脈度》說：「心氣通於舌，心和則舌能知五味」。心臟一旦有問題，能從舌上反映出，古書也云：「舌主心，臟熱即應舌生瘡裂破」，所以，心火一旺時，嘴巴容易破，或生瘡，有時也會喉嚨痛等。

心經向下連接小腸，所以，當經常吃冰冷食物，小腸受到傷害，就會影響到心臟，所以，有句成語叫做「心腹之患」，正是說明，心與小腸之間的連繫關係。

了解手少陰心經的走向與連同的器官時，就能夠懂得保養與觀察自己的心臟好不好。我常建議大家，中午十一點到一點是心經運行時間，最好要閉目養神，就算睡不著，閉上眼睛都能達到保養心臟的效果。

另外，心臟若為液則是汗，也就是說，心臟除了與氣血有關，也與人體的汗有關。汗是津液所化，中醫認為津血同源，血汗同源，因此，若是過度出汗，或是突然出大汗，吃了退燒藥發汗後，可說是非常傷心氣，所以，當大汗之後，人都會感到非常虛弱，這時候記住一定要好好休息。把流失的氣血給補回來。

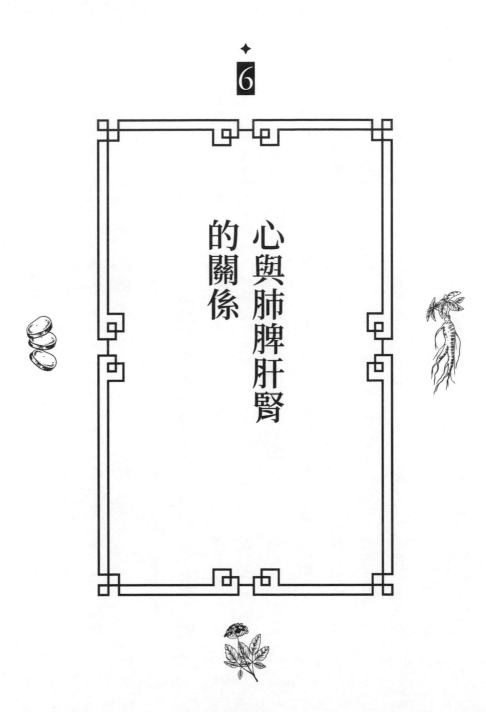

6

心與肺脾肝腎的關係

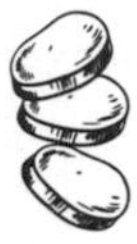

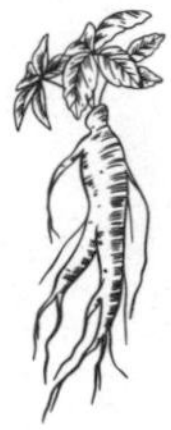

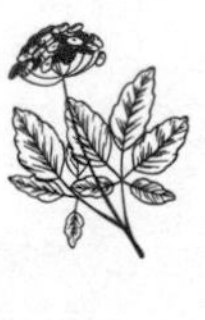

心既然為君主，當然就跟其它的臟腑有著直接關係，《類經．經絡類》中提到：「心當五椎之下，其系有五，上系連肺，肺下繫心，心下三系連脾肝腎，故心通五臟之氣而為之主也」。醫書所說，心臟不單只有關係自己的心氣、心血，心還連通其它的臟器肺脾肝腎等，互相會影響。

心被視為君主，身體的大老闆，就是五臟六腑的皇帝，若皇帝不舒服，底下的臣子一定也不好過，相對地，底下的員工生病、出問題了，老闆也坐立難安，因為很多業務都無法完成，所以，心與臟器的關係非常密切。

心為陽臟，主陽氣，心為陽中之太陽，以陽氣為用，能推動血液循環，維持人的生命，生生不息，所以，心又被稱為是身體的「日」。《醫學實在易》有云：「蓋人與天地相合，天有日，人亦有日，君父之陽，日也」。

心臟陽熱之氣，維持心本身的生理功能，對全身又有溫養作用。《血證論．臟腑病機論》提及：「心為火臟，燭照萬物」，所以凡脾胃之腐熟運化，腎陽之溫煦蒸騰，以及全身水液代謝、汗液的調節等等，心陽皆起著重要作用。

肺跟心的關係

肺主氣，供應給心推動血的氣，若肺氣不足。就會出現喘息、呼吸不順暢的情況，嚴重一點會頭暈、腦袋不清楚等毛病出現，就是因為心氣不足造成。

肝跟心的關係

一個藏血，一個是行血，二者要配合得好，才有足夠的血量可以運行，但肝血藏得不足，則心血不足，人就顯得很虛，或心行血不順，則肝血會淤塞，血塞在肝臟，無法讓新生的血進來，人的新陳代謝變差，生理機能就會受到影響。

脾跟心關係

脾提供身體營養，運化水穀精微給各個器官，要是脾運化營養不足時，肺就無法生氣血，心就沒有足夠氣血去運行，所以，當脾出現脾虛脾弱時，心也會顯得很虛弱。

腎跟心的關係

腎主水，用來調節身體的溫度、火氣、排毒等等，腎氣要是不足，心火就會過旺，心火旺盛，就是俗稱火氣大，容易失眠、口臭、嘴破等等。

以中醫來說，五臟六腑有其相生相剋的五行，但如同《黃帝內經》所說，心者五臟六腑之大主，面對所有臟腑，皆有其重要的相互影響力。

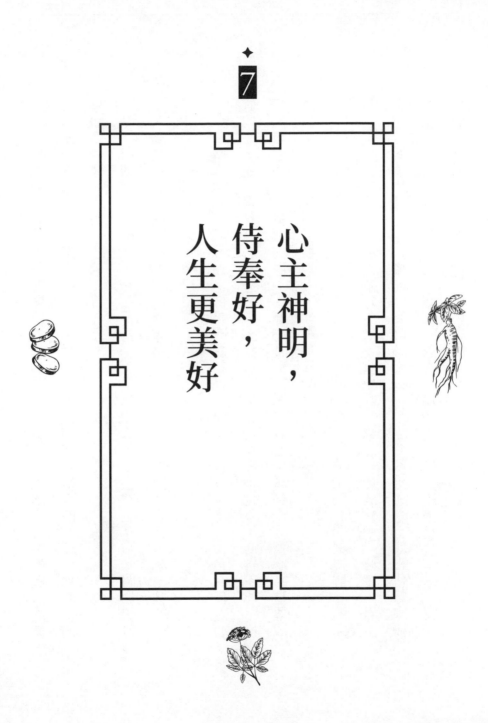

7

心主神明，侍奉好，人生更美好

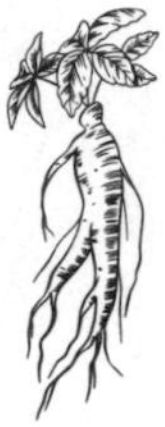

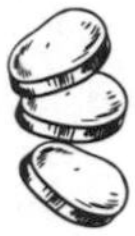

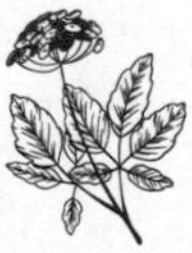

按生理功能來看，中西醫對於心臟功能的看法，大同小異，都與血液循環有關，但是，中醫還主張，心主神明，則與西醫有很大的差異；神明指的是即為精神、意識、思維、情志等。

西醫則把人的精神、意識和思維活動，歸屬於大腦，分到診間裡的科別，屬於精神方面，這點與中醫差別非常大。在中醫的觀念裡，心主神明，心才是人真正的主人，腦只是個工具。

中國人造字有其根據，像是有關精神、思維、情感的字，大多有個豎心旁或心字邊。像是「心花怒放」，指心情極佳像花開似地；「心神不寧」則是因有事而導致無法專心，「憂心忡忡」則形容心中感到十分擔心。這些成語都是因為事件而影響到人，卻都是往心去，而不是腦。

古代很多醫書醫者，對於「心主神明」有著很清楚的說明與提醒，關鍵是對「心」與「神」的理解和認識。《素問．靈蘭秘典論》：「心者，君主之官，神明出焉」；《素問．調經論》則曰：「心藏神。」。如古代醫家徐靈胎說：「心為一身之主，臟腑百骸，皆聽命於心。」張景岳也說：「臟腑百骸，惟所是命，聰明智慧，莫不由之。」

《素問．靈蘭秘典論》提到，心主神明，所謂神明，指的是人的精神、意識、思維、情志等，皆由心所生，進而對身體產生主導作用，所以，當心的狀態極佳，則人的精神好，神志清楚，相反地，若心處於不明時，則會出現驚恐、健忘、失眠、害怕等狀況。

《靈樞．邪客》：「心者，五臟六腑之大主也，精神之所舍也，其臟堅固，邪弗能容也；容之則心傷，心傷則神去，神去則死矣。故諸邪之在於心者，皆在於心之包絡。」這段話清楚說明，心是精神之所在，心夠堅固，任何外邪都無法入侵，但若心傷了，則神也跟著死。

又《靈樞．本神》亦有云：「所以任物者謂之心」，強調心有接受外界信息，並能產生精神、意識與思維相關活動，對外界的事物，自然環境有了情緒心志上的反應。

著名醫家張介賓說得更清楚與明白，他說：「心為臟腑之主，而總統魂魄，並該意志……情志所傷，雖五臟各有所屬，然求其所由，則無不從心所發。」

《靈樞．本神》：「心怵惕思慮則傷神，心氣虛則悲，實則笑不休。所以任物者謂之心，心有所憶謂之意。」這是說明心氣虧虛時，人就容易出現傷心的情緒；心氣充足，則會心情愉快笑不停。

心藏脈，脈舍神，在志為喜悅，聲為笑聲，當人的神明感到喜樂時，則氣和志達，思考清楚通暢，心氣充足，精神振作、神志清晰、思考敏捷。這種「喜」有益身心。

但是，注意了，「大喜」可就傷心。因為心火與心神會過度亢奮，在血脈裡暴衝時，過頭了反而會渙散，變成神不守舍。像成語「得意忘形」，也是比喻開心過頭而忘卻自己的本來樣子。

在《儒林外史》范進中舉的故事中，范進就是樂過了頭，心神暴衝。當時，范進得知自己高中舉人時，開心得先是昏倒，醒來後則變成精神錯亂的瘋狂狀態。

對於中醫來說，情緒過度激烈極端，對於心神都是不好的。因為情緒波動愈大，對心脈衝擊愈強。大家可以回想看看，每每參與極度高興的聚會，或是遇上令人興奮萬分的事情時，情緒久久無法平復，等到靜下來時，人都感到非常地累。

中醫主張的「心主神明」也可以驗證在我們的日常生活，喜怒哀樂都是由心神所反應，大家試著回想，當自己感到悲傷想哭時，是腦袋會覺得酸酸的，還是胸間悶悶的、心頭會一縮呢？

過去曾有醫學報導，有人經歷換心手術後，甦醒後的行徑居然有了改變，變得跟換來那顆心的主人行徑相似。

簡單來說，腦是心的工具，是儲存記憶資料的地方，不會去分辨喜怒哀樂，或是黑白好壞；碰到一件事時，腦袋會去搜尋，有沒有過去的資料可匯整參考，若沒有，就重新吸收儲存。

但是，心就會出現情緒反應，像是喜歡不喜歡，開心或生氣，心開始有了喜怒哀樂反應，中了彩券的喜悅感，是由心發起，這種記憶就會放入腦袋資料庫裡。

所以，心主神明，非常地貼切。人究竟要過什麼樣的日子，保持什麼樣的心情，都是心在作主，正所謂一念天堂一念地獄，其實，都是心在選擇要用什麼念頭面對。

我常常勸病患，有事不要往心裡放，心是放開心的事，放進不好的心情時，那就變成「壞心」。當心情低落時，會影響到心脈的運作，大家回想看看，心情差時是不是總是會感嘆、心臟覺得無力？但要是很開心時，心就會蹦蹦地跳動。

其實，無論是中醫、佛道等修行者都會勸大家，「靜心」很重要，當心處於平穩安靜的狀態時，很多事情自然就能看得明白，看得清楚，當心安時，身體也會平安。

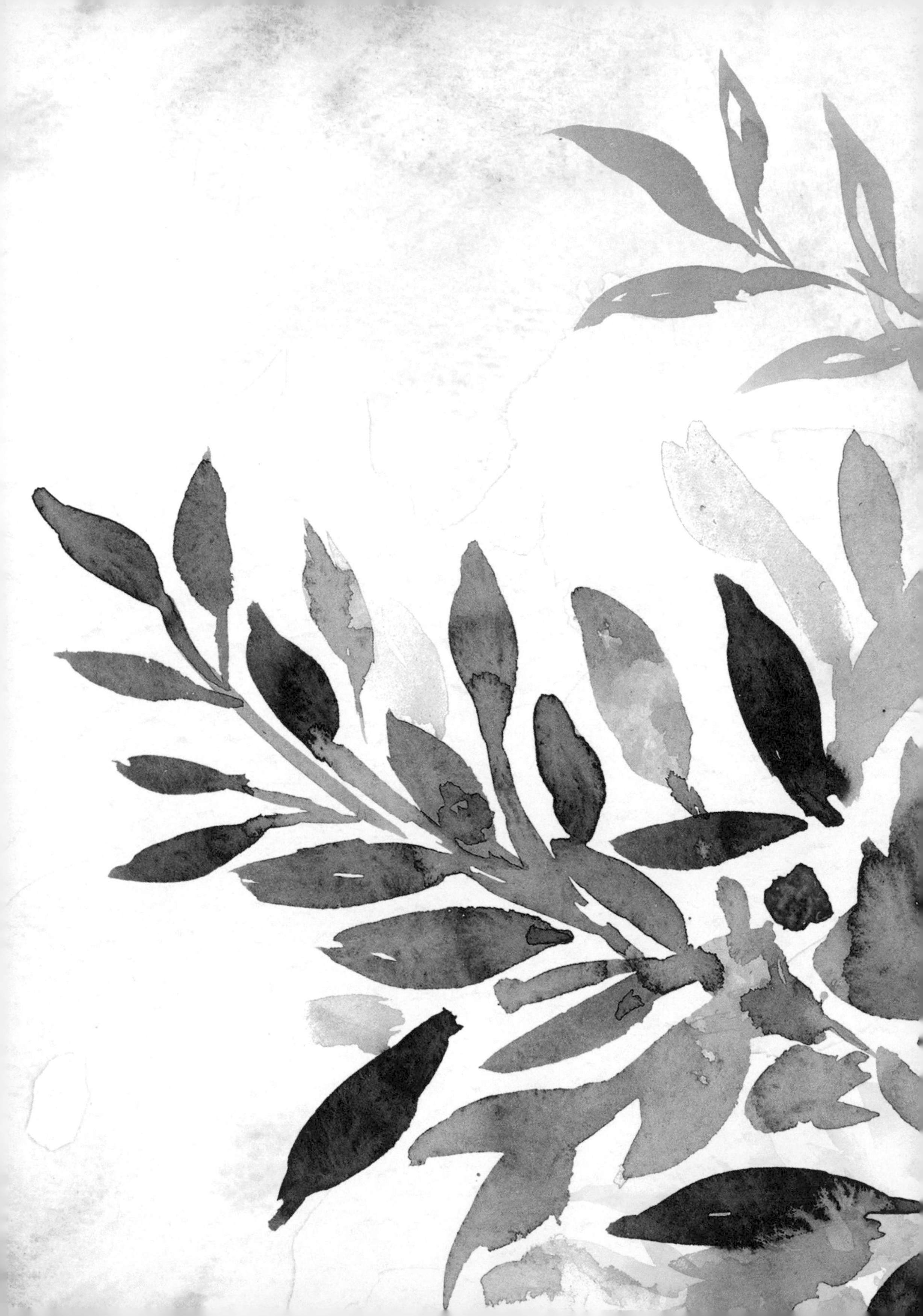

第三章

戰勝心臟病大魔王，
這些「心」事一定要知道

1

1分鐘自我檢測表

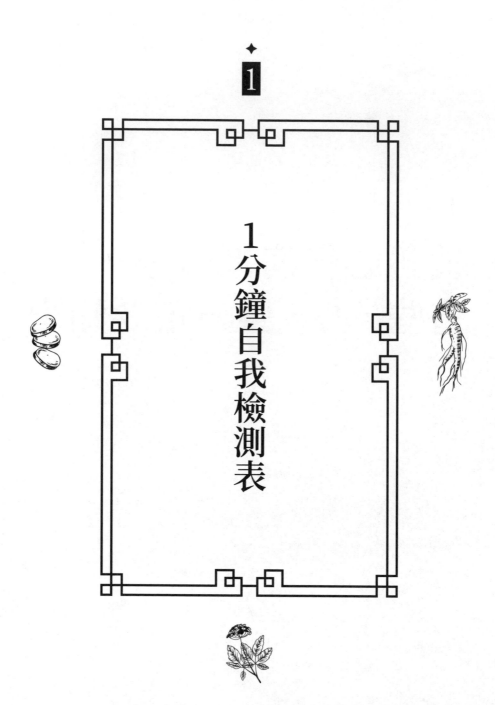

你知道嗎？在許多醫師眼中，真正的疾病大魔王不是癌症，而是突發的心臟病和心血管疾病。

因為癌症患者發病後，醫生與病患可以在一段時間內進行積極的治療，病患可能痊癒，甚至延長存活時間，就算到了末期，雖然感慨，但是病患仍有時間，可以做好心理準備，並且妥善安排身後事，好好地與親友們道別。

但是，心臟病一旦發作，特別是急性心肌梗塞，或是突發性的心血管動脈剝離，可能短短三分鐘就造成猝死的狀況，連醫生都措手不及！就算是未致死的心血管疾病，突發的狀況所留下的後遺症，像是中風，也足以讓整個家庭陷入困境。

以下列出數項與心臟病、心血管疾病相關的生理表徵、症狀、生活習慣與情緒狀態，供讀者進行自我檢測。符合的項目愈多，應多加留意並以正確的方式著手改善，例如請醫師進一步檢查診治，並且改進自己不良的飲食與作息習慣。

□經常胸痛
□無故心悸
□呼吸不順
□容易疲倦
□頭暈
□上背痛
□指甲月牙小
□稍微動一下就氣喘吁吁
□長期黑眼圈
□唇色黯淡發紫
□嘴巴常破潰爛
□舌頭紅
□經常鼻塞
□印堂發黑發青
□山根低陷有紋

□手腳冰冷
□下半身水腫
□便秘
□三高患者
□腰粗
□盜汗
□臉色慘白
□臉頰熱紅
□經常感到焦慮
□眼睛充滿血絲
□失眠
□多夢
□經常喝酒
□長期熬夜
□缺乏運動

□ 抽煙
□ 過胖
□ 愛吃速食油炸食品
□ 有心臟病、心血管病的家族病史

2

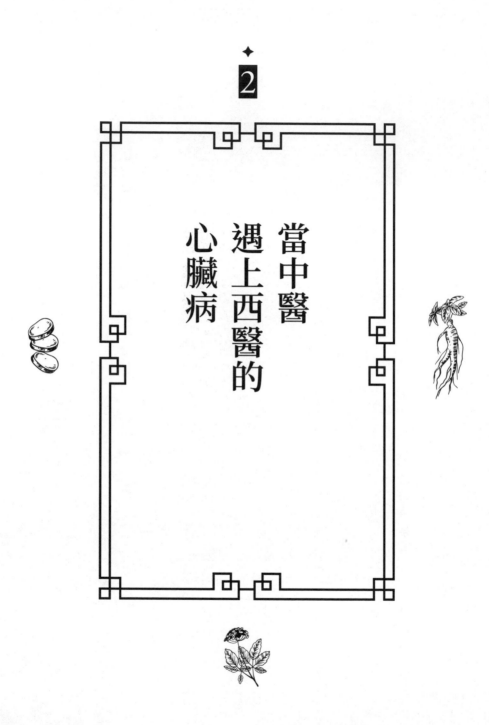

當中醫遇上西醫的心臟病

西醫所說的心臟病，就中醫來說，就是「胸痹」，指胸部悶痛，痛至徹背，氣短喘息坐臥不得。病因與寒邪內侵，飲食不當，情志波動，年老體虛有關。

黃帝問曰：痹之安生？

岐伯對曰：風寒濕三氣雜至，合而為痹也。其風氣勝者為行痹，寒氣勝者為痛痹，濕氣勝者為著痹也。

從這段簡單的對話可以看出，痹病是一種「風邪寒濕氣」集合在一起所產生的病氣。痹者，閉也，閉阻不通。主因身體正氣不足，衛外不固，邪氣乘虛而入，臟腑經絡氣血為之痹阻，因而引起的疾病，統稱為痹症。

也就是說，由於人的正氣不足，導致風、寒、濕、熱等外邪侵襲人體，造成經絡閉阻，氣血運行不順等所導致的經脈、肌肉、筋骨、關節等五臟六腑的部位疼痛、酸麻不仁、屈伸困難，甚至關節腫大、僵直萎縮等，都是所謂的痹症。

痺病出現在之客五藏者，心痺者，脈不通，煩則心下鼓，暴上氣而喘，嗌乾善噫，厥氣上則恐。

這段同樣出自《黃帝內經》的文字，則可以說明心臟病的起因緣由，以下詳細拆解釋義：

「心痺者，脈不通」

因為心主血脈，一旦心氣不足時，則氣血運行受阻，當然就會產生「心痺脈不通」，就是心臟病。「煩則心下鼓」，心痺其中一種，心氣和心的血脈不通，會出現心煩，心神受到影響，同時還會出現心下鼓動，也就是心跳「咚、咚、咚」，無故的突然心跳得很厲害，就是現代所說的「心悸」。

「暴上氣而喘」

氣血突然暴衝，造成急迫的喘息。會造成這個問題的原因是「心脈其直者上肺」，依據手少陰心經指出，其直者上入肺，心痺經脈不通暢，可以導致暴上氣而喘。

「嗌乾」

就是咽乾。由於心的經脈挾咽，所以心受邪也可以出現咽乾，就是喉嚨卡卡的感受，有些心臟病病患都會感覺喉嚨有東西卡住的不適感，卻又咳不出來，就是這種感覺。

「善噫」

心受邪氣，血脈不通，氣機不暢而出現的噫氣。陽明脈絡屬心，在經脈上，心和胃是相關的，當心的經脈不暢、受到閉阻時，可以引動著陽明之氣上逆，而出現了噫氣。這也正是常有人把心臟病的問題誤以為是胃病的原因。

有些病人上門來看診，都說是胃漲氣，餓時漲，飽了也漲，非常不舒服，吃胃藥、看醫生、照胃鏡也都找不出毛病，這時候就該往心臟去看診，也許就是心臟病引起的胃脹氣。

「厥氣上則恐」

心痺之後，氣上逆而出現「恐」的症狀，心神受到影響，出現驚恐。

為什麼會得「心痹」呢？清代林驪琴《類證治裁》曰：「諸痹，良由陽氣先虛。腠理不密，風寒濕乘虛內襲，正氣為邪所阻，不能宣行，因而留滯，氣血凝滯，久而成痹。」

以上所指，簡單來說，冰封三尺非一日之寒，身體面臨寒邪內侵，與飲食不當，情志波動，年老體虛等有關，先是正氣虧虛，腎陽不振，久久不改善，小病不治，久了自然成大病，五臟六腑相互影響，一個臟器氣血不足，或是瘀塞，置之不理，或是飲食失調，偏食亦或冰冷飲食過度，讓寒氣留停在體內，久了自然就出現心痹。

以現代的角度來看痹病：有胸痺，也就是心肌梗塞；脈結代，指的是心律不整、心悸。這些病因大多從身體肥胖、三高、年紀大、代謝症候群、缺乏運動，甚至是抽煙、喝酒等外來因素造成，這些因素，對於五臟六腑都有傷害，久了自然會累積出痹病。

《黃帝內經》曰：「胸痹不可臥，是肺氣上而不下也，心痛徹背，是心氣塞而不和也，其痹為尤甚矣，所以然者。有痰飲以為之援也，故胸痹藥中，加半夏逐痰飲。」

中醫指的「痰」，是指血脂。飲食不當、消化代謝功能不佳時，身上很容易生痰濕，在中醫眼中，身上的肥肉也屬痰濕的一種。所以，減肥都會在去濕上用藥。

痰邪，指的是「氣滯血瘀」，也就是血管阻塞的情況，出現心痛、胸悶的狀況，所以，中醫要治療這個病症時，不只是要通血管，更注重在消除痰邪，這樣才是真正解決病源。

中醫的氣滯、寒凝、瘀血心痛，相當於西醫的冠狀動脈粥樣硬化性心臟病、心絞痛、心悸的治療，主要會以四參復脈湯、炙甘草湯、天王補心丹加黃耆與養心湯為主，並且依不同的病徵與氣血運行情況去進行調整。

心臟病的中醫治療方法很多，會根據不同的病情，不同的體質辨證施治，除了先天性，一出生就出現的缺憾問題外，其餘多是生活飲食習慣造成，中醫會針對致病因素，如痰邪、寒邪或者是情志鬱結所引起，分別對症下藥。惟本書不深入介紹醫療手段和治療處方，避免讀者誤用反而延誤病情或造成危險。

3

心的求救訊號

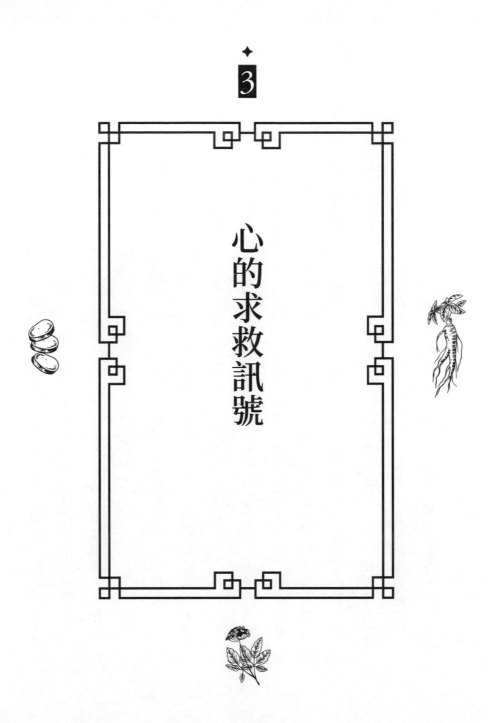

現在醫學科技進步，大家的平均壽命拉高許多，既然如此，對於掌管身體的主人「心」，更該好好去了解。心臟相關的疾病，少部分是先天性家族遺傳，大部分都是生活情況造成，像是生活作息不正常、暴飲暴食、工作壓力過大，或是體重過重等等，都是讓心臟生病的緣由。

心是人體最重要的器官，甚至一個人的精神、情志與思想，一個人的未來發展，每天的心情好壞，全靠心來主導。心很沉默，也很容易被誤解，雖然沒有疼痛，或是沒有咳嗽、流鼻水等病症，但不代表沒有生病。

心臟病的種類很多，各式各樣的症狀都有，有的糾纏多年，讓病患很痛苦，有的則是突然爆發，病患突然離開，讓家屬驚慌措手不及，甚至有些病患突然發病，因為工作類型的關係而可能波及社會大眾，例如之前常聽到有公車司機突然發生心肌梗塞，還好他們盡力堅持到最後一刻，才沒發生更嚴重的憾事。其實，這都是不必要的危險，只要對心臟病有多一點覺察與認識，都能減輕這無形殺手可能帶來的傷害。因為身體的內在狀況都會透過經脈的開竅點來提醒，只要認清幾項特徵，就能快速明白心臟想說的話。

心臟生病時，可能出現的六大自覺症狀

疾病在生成過程中，都會有「自覺症狀」，即患者主觀上感到不舒服，依字義來說，就是患者自己覺得哪裡不舒服。就像看診時，我們會先問「怎麼了？」病患便開始訴說「頭暈、氣喘、睡不好、水腫」等等，這些就是所謂的「自覺症狀」，通常這些症狀會隨著病情的嚴重程度，一一浮現，所以千萬不要輕忽這些來自自己身體最直接的提醒。我們常說「肝是沉默的器官」，其實心臟病也是一種很容易被忽略的疾病，因為它的自覺症狀與其它疾病相似，剛開始時大多被轉移焦點到別的病症去。

症狀1　心悸

在心臟病的自覺症狀中，也最容易被忽略的就是突然的、莫名奇妙的、毫無理由的心悸。心悸指的是強烈感受到心跳加速，甚至是聽到自己的心跳聲音。

心悸有可能伴隨著呼吸急促。像是運動、跳舞、上台表演時的緊張，或者是受到外界的物品影響，如飲酒、抽煙、按摩等而造成突然的刺激時，這種「有原因的突然心跳加速」，都屬正常。

但是，明明毫無理由，甚至人體處於安靜的狀態，心臟卻突然跳得很快，呼吸很短促，脈搏忽快忽慢，遇到這種情形時就要特別注意，若經常發生，甚或還伴隨其它自覺症狀，就要趕快去做檢查。

症狀 2 胸痛

心臟病的自覺症狀還有「胸痛」。舉例來說，心臟病中的急性心肌梗塞、心血管相關的主動脈剝離、主動脈瘤破裂、心肌炎、心膜炎等都會引起胸痛，所以，如果莫名感覺到胸痛要格外留意。

症狀3 喘不過氣、呼吸不順、胸悶

「喘不過氣」或「呼吸不順」也是心臟病的自覺症狀之一，通常平常人在走路時，都能維持平順的呼吸，快走、跑步、登山、上下樓梯時，呼吸則會變得急促一些，但只要停止這些活動並稍微休息後，呼吸就恢復平順，這都是正常。

但是，如果才稍微活動一下，像是走路稍微快一些就喘不過氣來，而且久久無法平復時，就要特別注意，因為這是心臟機能不全的前兆。我們都知道心臟的角色就像是馬達、抽水幫浦、引擎的概念，若是出現毛病造成無力時，功能則無法發揮，像馬達幫浦無力一樣，水就抽不上來，或是像車子的引擎無力時，踩油門時，會感受到空轉，速度一直拉不上來。

心臟所造成的喘不過氣，主因在於心臟的運作機能出問題，導致無法把氧氣輸送到全身，而氧氣會停留在肺臟裡，這時候除了感受到氣喘吁吁，還會伴隨著「胸悶」。

症狀 4 容易疲勞

當心臟功能有問題時，供給各器官的血液、氧氣、營養肯定不足，而應該排出體外的水份、廢物則會停滯在體內，進而影響五臟六腑的功能運行，這時候人體最明顯的症狀是「很容易疲勞」。

很多人都稱容易疲勞是因為年紀大了，所以身體容易累，這絕對是錯誤的說法。疲累這件事，與年紀大小無關。因為心臟受到我們平時的生活習慣、飲食起居、運動習慣等後天因素的影響，造成心臟的功能受損，進而影響其它臟腑的作用。五臟六腑長期營養不足，能量不夠，功能也就跟著下降，人就容易感到疲勞。

症狀 5 臉色蒼白或兩頰暗紅

心在平時沒有什麼明顯的症狀，但中醫依舊能夠從血脈經絡的走向，探得心臟目前的狀況，這也正是中醫的精華之處。

心臟主導著身體的血脈系統，所以醫生透過把脈、觀察臉色，能了解病人的血脈是否通暢，心氣的強弱等。

心氣充足功能強的人，臉色紅潤；心氣虛的人臉色蒼白，沒有血絲；心臟可能出現血氣瘀塞的人，臉頰兩側暗紅，這種情況，大多會出現在風濕性心臟病的人。

症狀 6 頭暈、水腫、皮膚透出青紫色

心臟功能出問題時，供給大腦的血液不足，就會出現頭暈的狀況，嚴重時還會昏倒；而若是影響到腎臟時，會影響排水功能，尿液量會減少，嚴重時會引起「水腫」，尤其是下半身會特別明顯。

當身體裡的血液氧氣不足時，皮膚會呈現青紫色，這種現象稱為「發紺」，像是在嘴唇、指甲、指尖、臉頰等微血管集中的地方，以及皮膚較薄的部位特別明顯。

心臟出現異常時的自覺症狀，會隨著病情嚴重程度，一一出現，所以，初期經常會被忽略，又因為和其它器官出現問題時的症狀相似，所以時常被聯想或診斷為其它疾病。像是甲狀腺機能亢進、貧血或是過度呼吸症，也會有心悸的症狀，而所有在胸部的器官，包括肺臟、骨頭、神經、食道、皮膚、胃等等，只要出問題，也都會伴隨著胸痛；感冒、支氣管炎、肺氣腫等呼吸系統方面的疾病則都容易出現氣喘、頭暈的症狀。由於自覺症狀相似，很多時候，大家都會往較輕微的方向去解讀，而誤了最佳的就診時機，錯過治療的黃金時刻，非常可惜。

4

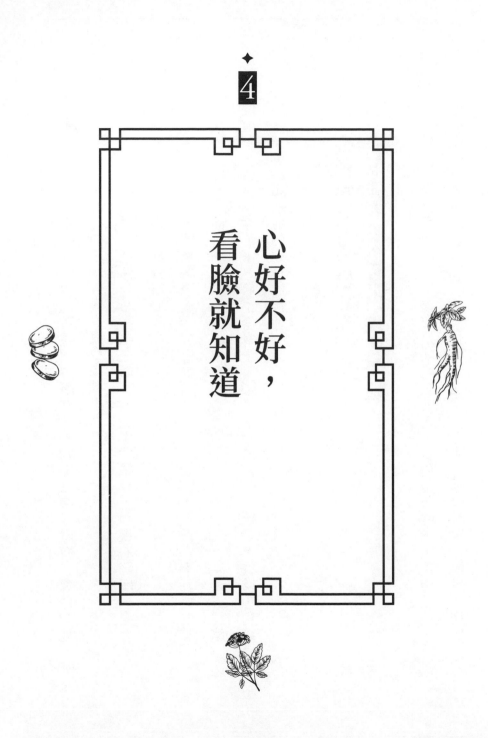

心好不好，看臉就知道

《黃帝內經》提到「心，一身之主，臟腑、百骸之君王。主明，則下安，以此養生，則壽。」由此可見，心臟在五臟六腑當中，具有主導性的地位，所以，當心有問題，五臟六臟也跟著不安。

《黃帝內經》也提到「心其華在面」，意思就是說，心臟的好壞，全都寫在臉上，可以從臉部觀察心臟功能。

醫書《靈樞．邪氣臟腑病形》也指出：「十二經脈，三百六十五絡，其血氣皆上於面，而走空竅」。這是在說明全身的十二經脈、三百六十五經絡的血氣，皆出現在臉上。臉是全身上下最不怕冷的部位，因此，從臉色可以觀察了解心臟氣血的運行狀況。

1. 心氣充足者臉色紅潤明亮，心氣虛者臉色蒼白皮膚粗糙

如同前篇文章所述，心氣充足功能強的人，臉色均勻紅潤，色澤明亮，甚至皮膚狀況都會很好。但是，心氣虛的人則顯得臉色蒼白，像是大病初

瘡，臉色幾乎沒有血色，慘白卻黯淡無光，看得出膚質粗糙，若這時候女生化妝上粉，最容易出現浮粉的狀況。

2. 心氣淤塞者，臉易長斑，頰面暗紅

心臟血氣瘀塞者，臉頰可能會出現斑點，或者兩側呈集中型的暗紅色，這種紅臉很像住在高原地區或是像寒冷地帶的人一樣。有風濕性心臟病的病患臉上較容易出現這樣的臉色狀況。

3. 左右臉的大小差太多

雖然每個人的左右臉不會完全對稱，但是從臉觀察心臟問題時，會留意左右臉的大小是否相差過多。因為心臟氣血行走會影響養分的吸收，因此會出現大小臉的狀況，也就是左右臉的大小不一樣。心臟有問題，左臉頰的肌肉通常會出現異狀。像是氣血淤滯時，左臉頰的肌肉會比右邊腫大；若氣血

不足，左邊肌肉會比右邊凹陷，大家可以仔細觀察比較看看。

4. 無來由的臉部浮腫，甚至過午不消

臉部水腫的狀態也可以用來觀察心臟的好壞。像是正常人在睡前喝水較多，或吃得太鹹時，難免會引起臉部水腫，但通常是早上的水腫情況到了中午或下午就會改善消失，這是有原因的水腫，不需太過擔心；但是，若無故的水腫、浮腫，就需要重視，尤其是用手指按壓時出現壓痕，但按壓部位的皮膚卻久久深陷不回彈，這可能是心臟出現問題，一定要注意。

5. 舌頭顏色

另外，《黃帝內經》提到，心開竅於舌，脾開竅於口，肺開竅於鼻，肝開竅於目，腎開竅於耳，經過觀察這五官的變化情況，可以了解心、肝、脾、肺、腎的健康狀況。

所謂的竅，大家以為應該是孔洞型態的器官組織，像是嘴巴、眼睛、耳朵、鼻子等等。但奇怪的是，心開竅於舌，卻不是空竅，主要原因是《黃帝內經》所說的「竅」，是指關鍵，也就是我們所說訣竅、竅門的「竅」，就是關鍵、重點的意思。

中醫強調，「心開竅於舌」。這提醒了我們，舌頭是觀察心很重要的地方。心和，則舌能知五味。所以，「舌診」是中醫最常用的診病方法之一，現在西醫也發現，舌頭對於心臟病，確實有著很好的診斷預測。

用舌頭來判斷心臟情況，健康的心臟，舌頭表面無舌苔覆蓋，紅潤柔軟靈活，說話流利。但若是受損，心陰不足時，舌尖紅是心火旺盛，舌的顏色淡則是心血不足，舌上有瘀斑是心血瘀塞，這個要特別注意，因為大多發生在有心臟疾病的人身上。

6. 耳垂摺痕溝紋

耳朵也是一處可以觀察心血管健康的部位，我們能從耳垂可以看出心血管是否有缺氧狀態。民間觀相的說法認為耳垂要厚又圓潤，代表有福氣，但從健康角度來看，正常的耳垂應該要飽滿且沒有溝紋。耳垂上若出現十五度或四十五度的斜切摺痕，俗稱「冠心溝」，摺痕愈深要愈小心，可能心臟或血管狀態不太好。如果同時有相關的心臟病症狀，建議要及早就醫。

7. 印堂皺紋、色深

兩眉中間的印堂也是可以觀察的地方。若印堂毛孔粗大，肌肉軟而無力，還出現「懸針紋」或是顏色較深，需要多留意心血管問題。通常印堂的紋路，會因為煩惱的時候皺眉出現，但若沒有皺眉動作，就存在很深的紋路，就要小心。這類人通常不開朗，胸口常常感到煩悶，經常可以聽到他們用力大口呼吸，好像一直在嘆氣似的。若印堂發紅要注意血壓比較高，小心中風，若印堂發黑表示心血管疾病瘀塞已有一段時間。

8. 山根較低，出現橫紋、青筋、顏色特殊

正常的山根高度應該搭配臉部與鼻子的比例，要有隆起的角度，且皮膚光滑。雖然東方人的山根的確會比較低，但是山根處若有凹陷、橫紋、青筋等，表示血氣運行狀態不佳，要特別留意心臟。

像演藝圈戎祥、馬兆駿等藝人，他們都是在壯年時，因為心肌梗塞不幸過世，仔細看他們的照片，會發現山根比較低陷。

9. 鼻頭與鼻翼發腫

《黃帝內經》說：「心肺有疾，鼻為之不利。」也就是指，心肺有問題時，容易出現鼻塞呼吸不順暢，所以鼻子可以反映心肺功能。像是鼻頭及鼻翼紅腫、腫硬，是因為心臟有問題時，引起鼻塞，鼻子為了增加呼吸量，就會用力想要張開鼻翼與鼻孔，時間久了鼻頭鼻翼都會腫起來，用手觸摸鼻翼會發現圓腫的樣子，就像是「蒜頭鼻」。

10. 嘴唇發紫

嘴唇發紫，或是嘴巴周邊呈現青紫色，這表示血氣可能出現淤塞，有血液循環不良的問題。很多女性因為長期有畫口紅的習慣，導致無法確實判斷裸唇的顏色。其實每天畫口紅前就是最佳觀察的時機，建議女性多花一分鐘觀察自己的嘴唇，避免陷入心臟方面的疾病危機。

11. 下巴疼痛

下巴疼痛也是一種心臟的警訊，千萬不要忽略無故的疼痛，因為有些心臟病會從胸骨後方，痛到前方來，像脖頸、肩膀、臂部、下巴等等，這些都可能是心臟病影響到周邊的疼痛反應，千萬不要忽視。

以上十一項是觀臉知心臟的方法，讓大家透過觀察臉部與五官去探知心臟發出的微小警訊，如有觀察到相關情形，不必過於恐慌，但是可以多留意警惕，最好能找信任的醫師幫自己做進一步診斷。

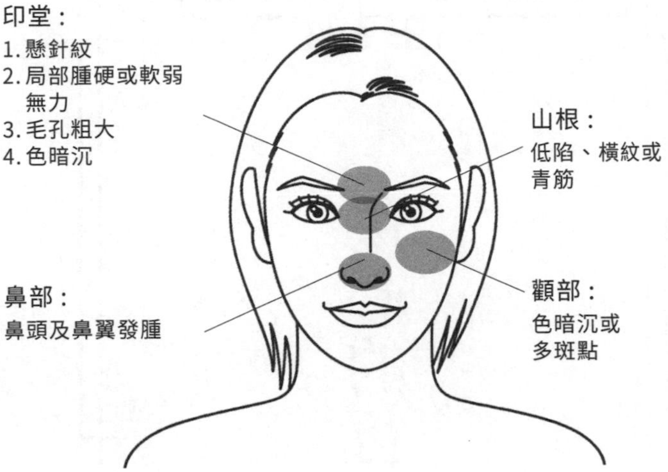

5

傷心的行為

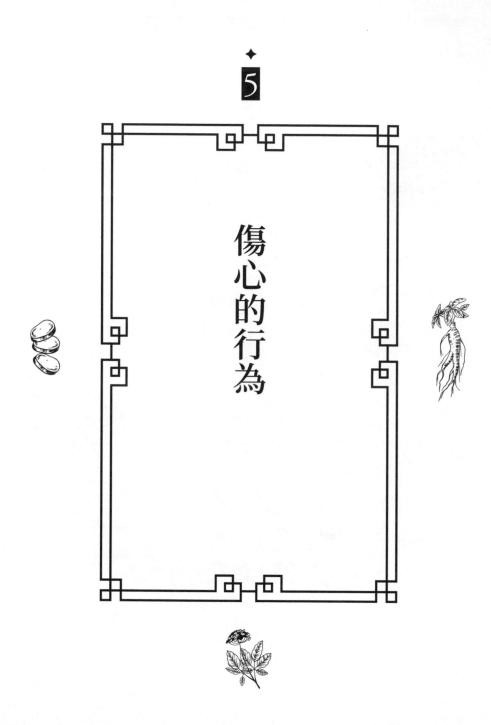

想要養好心，當然要做好事，有些傷心的事情，千萬做不得，如果您正在做傷心的事，記得快點改變。

1. 抽菸

本草綱目提到：「火氣熏灼、耗血損年、人不自覺。」這句話指明，抽菸會耗損人的血氣，讓人易上火，尤其有心血管疾病危險因子的人，抽菸更是會加速惡化，可能造成血管病變，進而損傷心臟器官的功能運作。

醫學界有統計，即使一天只抽一根菸，或是二手菸的人，罹患冠狀動脈心臟病或者中風的機率，大大增加，抽菸真的是禍從口入，先把煙吸入肺臟後，煙影響肺臟的含氧量，讓血液進行氧氣二氧化碳交換時變少，抽菸的人會覺得胸口悶，或是呼吸愈來愈不順暢。

氧氣不夠，廢氣又排得少，影響心臟的血液循環，五臟六腑的氧氣與養分都跟著減少，就會影響全身，如此惡性循環下去，身體會愈來愈糟。很多老菸槍都會有氣喘的毛病，這是長期抽菸傷心造成，因此想要開心，趕快把菸丟掉吧！

2. 過胖、腰圍過粗

肥胖是許多疾病的根源之一，尤其是心血管疾病，像是高血壓、高血脂、高血糖之「三高患者」。國健署常用腰圍提醒大家，男性腰圍超過九十公分，女性腰圍超過八十公分，小腹突出，腰圍過粗，都是內臟脂肪超標的警訊，同時也可能患有代謝症候群，而這也就增加罹患心血管疾病風險，像是心臟病，中風、心肌梗塞等。

糖尿病影響心臟主要原因是因為高血糖會讓心臟的肌肉損傷，常會發生心臟衰竭的憾事；而肥胖會造成高血脂、高血壓，讓心臟的冠狀動脈變得狹窄硬化，所以，胖的人容易喘，稍微動一下，就氣喘吁吁，若不及時改善，冠狀動脈可能遭到堵塞，便會造成心肌缺血、缺氧的心臟病。

3. 喝酒過量

有統計發現，假日過後心臟病的患者會明顯增加，因為很多上班族都在假日喝酒過量，導致心臟不適，甚至引起中風等嚴重疾病。這是因為過量及濃度過高的酒精會在血液裡停留時間加長，而當心臟在進行大循環時，得花費更多時間處理過多的酒精，造成嚴重的負擔，這種情況最易引起酒精性心肌病變，也就是酒精造成心臟衰竭。

若長期酗酒，則會導致營養素維他命B_1缺乏，連帶影響心臟肌肉營養不良以及病變，像是心律不整、心房顫動等，進而造成功能惡化、心臟衰竭。同時，喝酒也是引起三高主因之一。

因此，無論如何，非必要不要喝酒，若真要喝，也記住不要在一次或是短時間內喝入太多的酒精量，這真的是非常危險的事，常聽到有人一口氣喝下一整瓶的高酒精濃度的酒品，結果當場昏倒，送醫不治暴斃，這是因為突然地暴量喝酒，會讓心跳加速、心悸、心律不整，心臟負荷不了，就引起致命危機。

天氣冷時，有的人喜歡喝酒暖身幫助入眠，其實，能夠不喝最好，因為酒精對於身體的幫助有限，反而在冬天飲酒可能讓心跳突然加速，刺激血管擴張卻更容易散逸體熱，使體溫急遽下降，反而增加危險。

4. 濫用藥品、吸毒

刺激性的藥品、毒品等，最傷心臟，因為它們會刺激人體的交感神經，尤其在短時間內，突然感到興奮過度，讓心跳加快，血壓升高，這時耗氧量很高，一旦發生氧氣供應不足時，心臟就可能出現中止、衰竭問題。

此外，毒品也會傷害心臟肌肉，心臟功能無法發揮時，就有可能出現心臟冠狀動脈痙攣、血栓阻塞，心肌梗塞等，最嚴重則是心臟衰竭，很多吸毒的人，都是因此送命！

5. 熬夜、睡眠不足

我們常會在新聞上看到，有人熬夜打麻將，打到中風或心臟衰竭。或者，打手遊、電動的玩家，長期熬夜，沒日沒夜地守在電腦前面時突然暴斃，後來發現主要原因是心血管堵塞，這就是熬夜、長期睡眠不足所造成的。

人的身體得依靠睡眠來修復，五臟六腑都有其對應休息的時辰，像心臟是午時，即上午十一點到下午一點，最適合休息與小睡片刻，但是，熬夜或者長期睡眠不足的人，讓各個器官都陷入無法修復的惡性循環裡。

舉例來說，從晚上十一點到凌晨五點，人體應該要進入深沉睡眠階段裡，膽經、肝經、肺經才能得到最佳修復，功能才能好好發揮。熬夜或是睡眠不足，只會讓器官的功能打折，以肺來說，功能不佳，排廢氣及氧氣運送上會減少，所以，常熬夜的人容易咳嗽或是氣喘；肝則是排毒，身體毒素排得不乾淨，留在體內危害其它器官。

而心臟在進行血液循環時，得不到百分之百的肝肺臟的支援時，功能也只能減半，久而久之，熬夜的人，身上毒素多了，缺氧，血液循環不佳，這時就容易出現心血管的疾病，危害身體健康，甚至出現暴斃的風險。

6. 情緒起伏過大

《黃帝內經》提到，怒傷肝、喜傷心、憂傷肺、思傷脾、恐傷腎。難道喜也不好嗎？喜怎麼會傷心？其實，這裡所提到的喜，是突然的、衝突性極大的刺激，雖然是喜事，但情緒的高低起伏過大，都可能衝擊心臟的功能。

中醫講究的是平衡，尤其養心，講究的是平心靜氣，經常感到很興奮，會讓心的血氣盡失，甚至造成心臟方面的突發狀況，所以，有些人前一天經歷超級開心的事情後，像是結婚、中彩券等等，隔日都會感到全身虛脫，也有人當下因興奮過度而暴斃，所以，無論遇上什麼事，保持情緒的穩定，是最佳的護心之道。

7. 久坐久臥不動

每年過年時，大家休假在家，通常都是窩在沙發上或是賴在床上，久坐久臥不動，這時候因為全身缺乏活動，讓血液循環變慢，再加上水分攝取不足，常常會感到手麻或腳麻的徵兆，要是如此長期久坐久臥不動，可就會埋下中風與心肌梗塞的因子。

心臟是二十四小時跳動的器官，一旦休息停止就是死亡，因此，心臟要有力，人體就要維持活動，若是久臥久坐，心臟缺乏動力與刺激，漸漸地，功能勢必會減退。

尤其是三高患者及老年人，身體的器官功能已經較為衰退，若再不肯運動，加強心臟的活動力，血液流動速度變慢，久來可能造成堵塞，堵在腦子叫腦中風，若發生在心臟血管是心肌梗塞，無論是哪一種情形，都會對身體機能造成危害，因此，千萬不要久坐久臥，那是非常危險且傷心的事。

8. 飲食不均衡

飲食不均衡，可說是現代人造成身體最大負擔的原因之一，像是肥胖及三高的病症，這些問題最終最大的受害者就是心臟。

現代人經常外食又重口味，重油重鹹重辣重甜，人手一杯手搖飲，重點在於喝水少，這讓血液濃度變高，加上白天流汗多，水份無法得到足夠補充，心臟在進行血液的運輸與交換時，格外辛苦。

晚上睡眠時，又怕要起來上廁所，故水就不喝，這下子，夜晚的血液濃度更加嚴重，而人在靜止睡眠時，心臟活動力減弱，試著想像血管裡的血，濃度很高，流速自然變慢，極易導致心血管疾病發生。

6

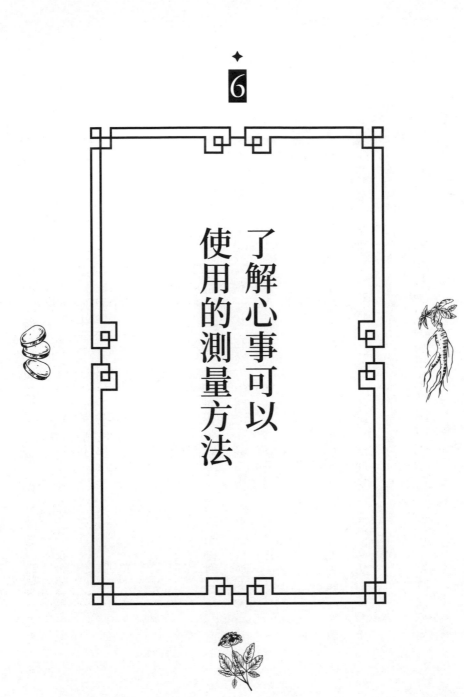

了解心事可以使用的測量方法

在現代想要了解心臟好不好，最直接的方式就是數據，包括抽血、心電圖、心臟超音波等等數據資料，我們可以了解相關的常識，掌握住身體的狀況，讓「心事」一目了然。

1. 血壓

保持平穩與標準血壓與心臟健康有著極大的關係，高血壓會對全身器官造成傷害，尤其是心臟上的致命危機，包括主動脈剝離、左心室肥大、心臟衰竭及心絞痛、心肌梗塞等、嚴重時甚至死亡，因此，檢查的第一步驟，一定是量血壓。

血壓太高引發高血壓，促使動脈硬化，但太低也不行，因為會讓身體各器官無法得到必要血液。根據衛生福利部國民健康署《高血壓防治學習手冊》，血壓量測的數值，高血壓可以分為四個階段。

當舒張壓或收縮壓其中一項超過標準值時，即可能被判定為高血壓。

(單位：mmHg)

正常血壓：收縮壓小於120mmHg，舒張壓小於80mmHg

高血壓前期：收縮壓120～139mmHg，或舒張壓80～89mmHg。

第一期高血壓：收縮壓140～159mmHg，或舒張壓90～99mmHg。

第二期高血壓：收縮壓160～179mmHg，或舒張壓100～109mmHg。

第三期高血壓：收縮壓高於或等於180mmHg，或舒張壓高於或等於110mmHg。

血壓是最好掌控的數據，所以，人人都該記得高血壓的指標數字，尤其是年紀大的老人家還有更年期的婦女，都是高血壓的危險族群，養成天天量血壓的習慣，生活可以更安心。

2. 從血液獲得大量資訊

透過血液檢查所得到的數字，有二大區塊：末稍血液檢查、生物化學檢驗等。

末稍血液包括紅血球數、血紅素、血球容積比，白血球數、血小板數、紅血球沉降速度等檢查。

而生物化學檢驗包含總蛋白質、LDL／HDL膽固醇值、中性脂肪值、血糖值、肝功能、腎功能、及各種酵素值的檢驗。

這些數據資料，可以做為心臟的健康狀況參考。像是LDL膽固醇過高，有可能造成動脈硬化及缺血性心臟病的風險；若是血糖值、中性脂肪值過高，則可能是糖尿病高危險群，同時伴隨著動脈硬化。

3. 心電圖確認心臟怎麼跳

心臟的跳動，全依賴竇房結節發出的電流來控制，電流刺激心臟肌肉，使心臟出現收縮現象，心跳與節律，則透過電壓微弱的變化紀錄在紙上，轉換成心電機產生心電圖後，可以觀察心臟跳動的情況。正常跳動的心電圖會呈一定規則的波形；波形、跳動有異常，則會因心臟疾病的不同而有所差異，可以研判是否有心肌梗塞、心律不整、傳導障礙、心肌缺氧等問題。

4. 運動心電圖了解可負荷的運動強度

運動心電圖是當醫師懷疑病患有狹心症或缺血性心臟病，建議病人所做的醫療測試，也就是一邊跑步，或是一邊騎腳踏車，一邊記錄心電圖的變化。

這個測驗用意在於知道病患的心臟能夠承受多少負擔、心肌是否缺血，對於曾發作過心臟方面疾病的人，應該要持續去了解。而運動本來就是可以給予心臟壓力，才會增加耗氧量，未來要能夠支應才行。

5. 心臟X光、超音波檢查內部狀態

為什麼心臟病照X光及超音波，能夠看出異常呢？因為當罹患心臟病時，心臟的形狀可能會出現改變，像是心臟變大，左右心房或是心室其中之一會變肥厚，某個部位會突出等。

像X光與心臟超音波都是於造影檢查形狀確定是否異常。不過，X光的

缺點是無法拍到內部的狀況，因此，可以利用X光超音波，它是將高音頻音波打在心臟上，再搜集反射波後，在電腦上呈現。利用這個方法，可以得知心臟內部血流情況，並解析心房心室中膈缺損的分流情況。最大的好處，是可以確認心臟肥厚的程度，以及心腔與瓣膜的樣子。

透過心臟的形狀變化，可以去診斷目前可能的心臟病發展到什麼地部，再來進行診斷，省時又快速。

6. 冠狀動脈CT檢查

CT指電腦斷層攝影，可以看出心臟健康情況，因為透過CT，可以得到心臟的斷層掃描及立體圖像，再配合心電圖，使間隔與心跳同步。

在冠狀動脈CT檢查時，可以了解到動脈中是否存在斑塊，有狹窄表現也可以及時發現，對心臟疾病有篩選的作用。一旦出現了病灶，可以及時展開治療，否則等到冠心病出現，身體不良症狀明顯的再去就診，心臟功能明顯降低。

7

真心痛＝心肌梗塞

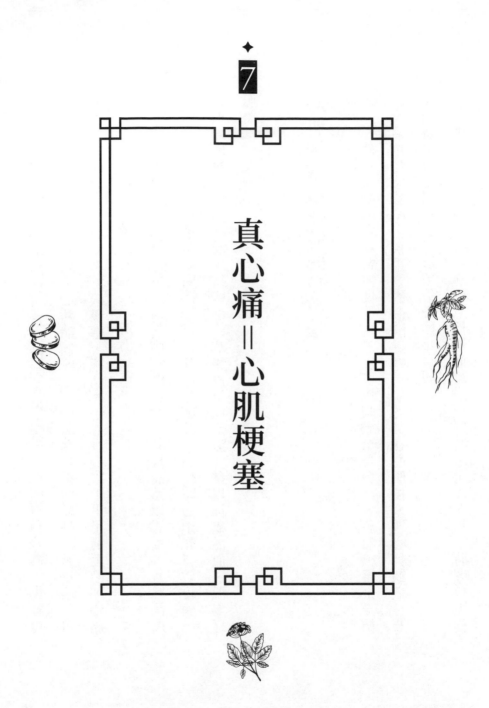

中醫對於心臟病的用藥，皆以疏通化瘀為主，但面對真心痛，也就會施以重手。《諸病源候論．心病諸候》：「心為諸髒主而藏神，其正經不可傷，傷之而痛為真心痛。」《靈樞．厥病》：「真心痛，手足清至節，心痛甚，旦發夕死，夕發旦死。」，指出其預後不良。

心痛是真心痛最早出現、最為劇烈的症狀，其疼痛難以忍受，且範圍廣泛，時間長久，發病時常有恐懼、瀕死感。因此，發作時必須先有效止痛，迅速緩解真心痛的症狀。待疼痛緩解後再予以治療，常以補氣活血、溫陽通脈為法。

心肌梗塞發作時的自救法

極泉穴是心經上非常重要的穴道，可以刺激全身發汗、發熱，讓全身循環，這也是急救時，很重要的個關鍵穴道，尤其在心肌梗塞、心臟缺氧、心絞痛時可以運用，也可以預防各種心臟病。

平時工作壓力大，或遇到急性高血壓或中風時，可以在第一時間按壓極泉穴，可緩解副作用。平時按摩此穴，可以改善胸悶、胸痛、心悸。

位置 抬起手臂打開腋下，穴道位於腋窩正中央，腋動脈搏動處。

按法 如情急之下，取穴不易精準，可用食指、中指、無名指同時按壓腋窩正中央，好似用手扣住、掐住般施力。

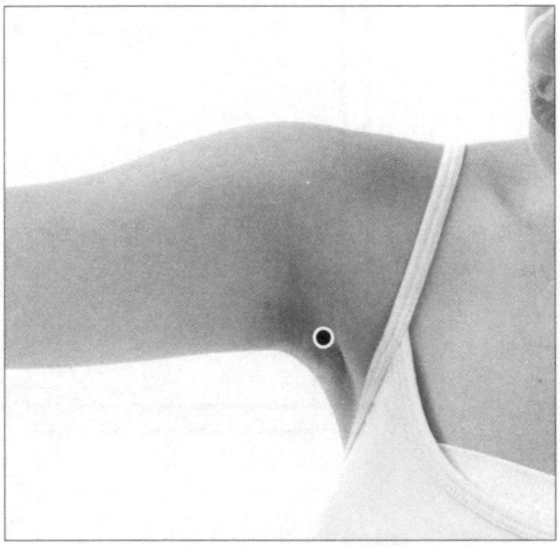

極泉穴

8

更年期後的女人，最怕冠狀動脈型心臟病

很多女性病患，會在更年期後來看診，抱怨體重不斷上升，腰圍大了起來，明明少吃很多，就是一直胖起來，連血壓也跟著上升，也感覺到心臟好像很無力，動不動就覺得好喘，這到底是怎麼回事？

其實，更年期就是會讓女人的雌激素消失，這時候影響最大的除了情緒心情，最明顯的是體重，根據醫學報告，女性停經後，大約每年會增加二到五公斤，而體重增加，連帶影響血壓、膽固醇、體脂肪跟著上升。

此外，雌激素的消失，也造成動脈內壁失去彈性，動脈硬化會讓血流不再那麼順暢，容易併發冠狀動脈型的心臟病及中風，所以要格外注意。

女性更年期後的冠狀動脈心臟病，症狀很不一樣，通常是以胸痛、呼吸急促、噁心，有時也背痛、拉肚子來呈現，所以很容易就誤診，延誤了診治的時間。

因此，只要進入更年期的女性，都需要多加注意血壓和體重，飲食上要減少攝取鹽分，控制體重及注意腰圍來改善。

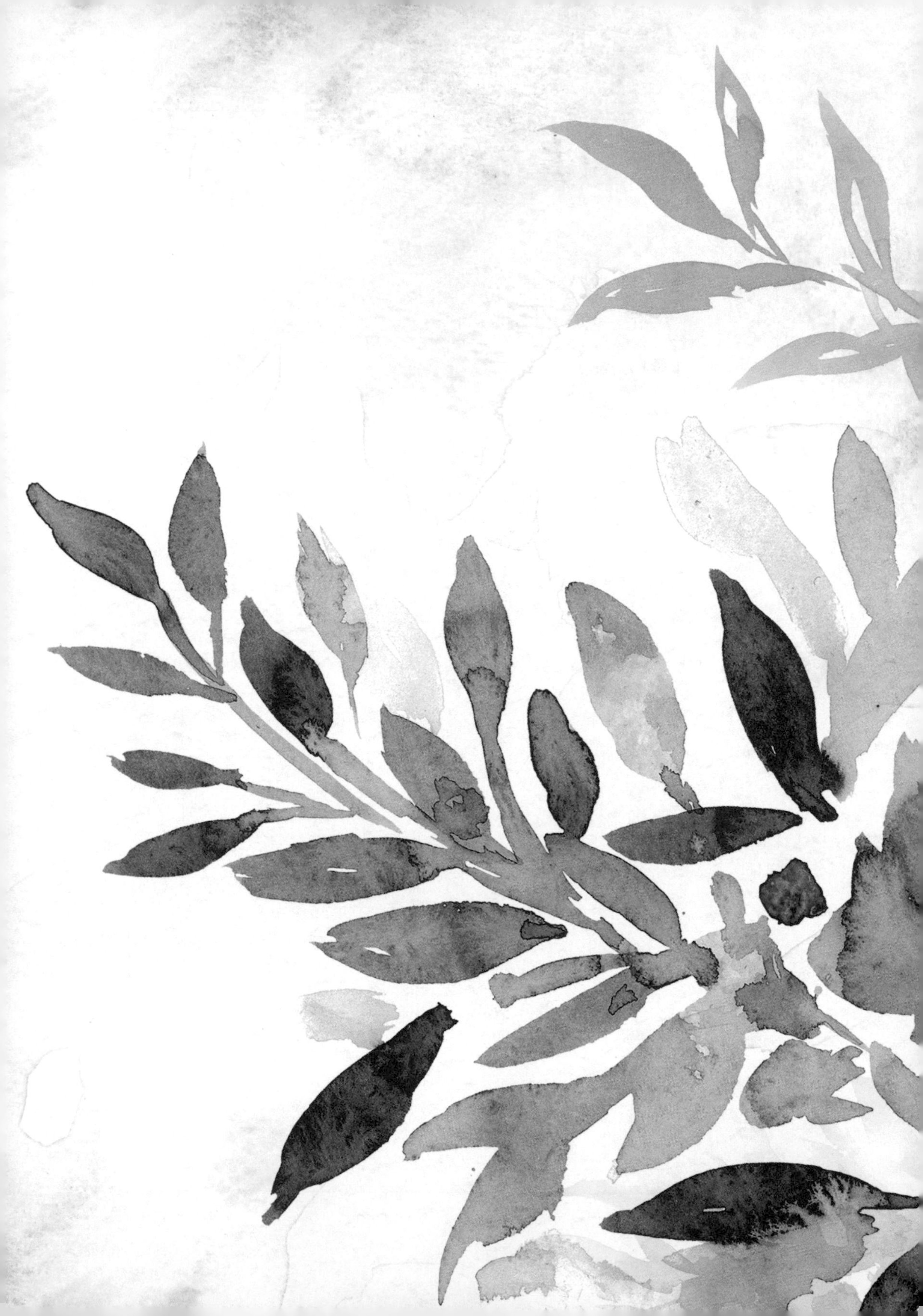

第四章
護心養生大法

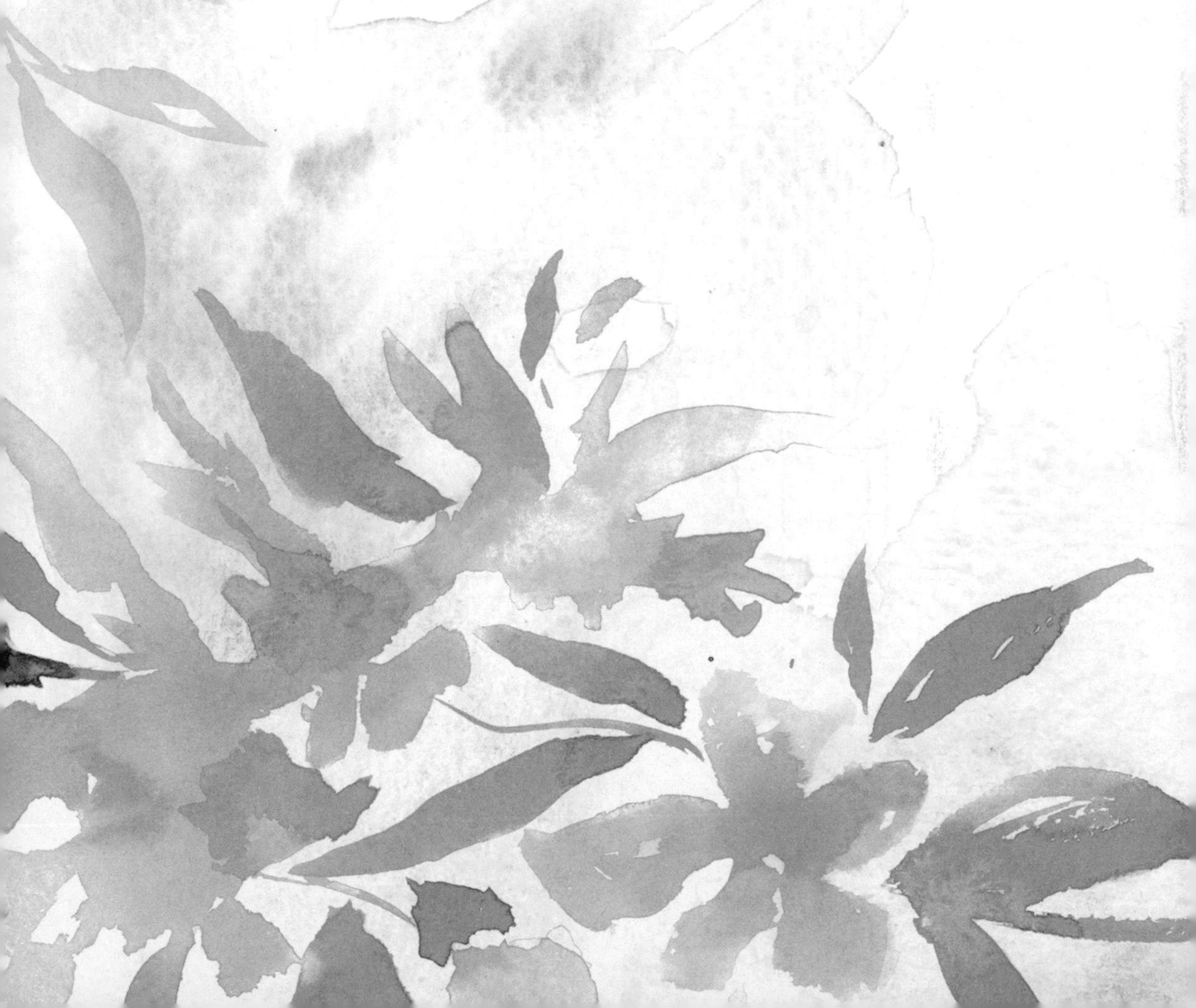

1

養心的基本生活法

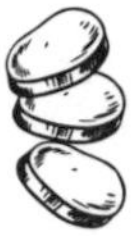

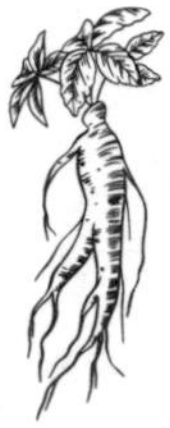

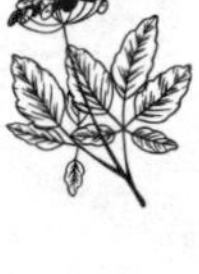

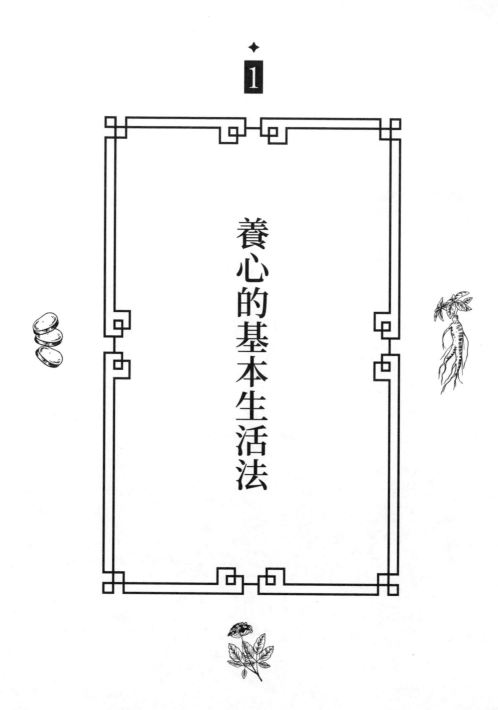

根據中醫的養生理論，養心最好的時節在夏季，因為心主火，夏也屬火，而且人體在夏天時，血液循環會加快，心臟與血管因而必須承受更多的壓力，所以，所謂的「夏天養心」其實就是著手於改善心血管的負擔並增加心臟的活力。

很多人以為中風比較常在冬季發生，其實這是刻板觀念。尤其台灣的夏天高溫動輒將近四十度，厚重的暑氣令人吃不消，當人體出汗量增多，血液濃稠度就提高了，如果沒有適度補充水分，就容易發生血管阻塞。再者，夏天的室內外溫差大，身體忽冷忽熱，容易致使血管急速收縮，血壓上升，有的人會因此感到頭暈目眩，有的人則嚴重到引發中風或心肌梗塞，因此夏季更是要注意心血管的保養。

以下介紹幾項生活方式，是我在診間常常叮嚀病患的衛教方式，看似簡單，但根據我長年看診的經驗，能做到的人真的少之又少。其實大道至簡，將最平凡無奇的習慣建立落實於日常生活之中，才是遠離疾病甚至重獲健康的法寶呀！

1. 每日午間小睡片刻

現在的人常常日夜顛倒，白天不起床，晚上不睡覺，有病患會說「我都會在白天補眠補回來」。但是，你仔細回想，生活作息不正常的那天，是否感覺皮膚會變粗糙，人的精神不濟，腦袋也很不清楚，這是因為沒有順著時令作息，人怎麼會舒服。

《黃帝內經》的十二時辰養生法中清楚寫到，心經的運行時間是在午時，也就是上午十一點到下午一點。這個時候用完餐，最適合小睡片刻，大約三十分鐘，多了反而不好。如果實在沒辦法午睡，也可以閉眼休息、保持心緒平靜，即使只有十分鐘、五分鐘也很好。

晚上最好在十一點入睡，讓肝經與肺都得到休息，這樣身體能把養分輸送給心，並把毒素與廢氣排出去，心才會得到最好的資源去運作。

2. 忌冰品、重口味飲食

中醫的食補，是把食物當成補品的論調，因此，吃進什麼、喝入什麼都會影響身體的循環，為了要讓五行運行順暢，飲食最好中庸為宜。何謂中庸，可不是依著心情好壞、個人喜好來吃東西。像是重辣、重鹹、重酸等，過重的口味，都會傷到五臟六腑。

而冰飲與甜食，更是心臟的殺手。人的身體必須維持在三十六度左右，若是體溫太低會感冒生病，所以吃冰的行為會讓心把養分與血氣都用來維持住體溫，耗費不必要的能量與資源，如此，救回了體溫，卻犧牲了其它的臟腑。

3. 保持情緒平穩

心臟運行身體的血液循環，帶著營養與血氣到各個部位與器官，運行時講究平穩和順，這樣才能長長久久，一心不亂。但是，若遇到什麼事情，個人情緒一來，都會大喜大怒，甚至大悲大哀的，試想像，那個心臟總是在怦怦亂跳，血氣突然衝擊血管與各個器官，誰受得了？

中醫養生，講究的是平衡，任何波動的情緒，都不符合養生之道，所以，要有認知，無論遇到什麼事件，情緒波動一時，要很快地恢復，可以透過靜坐的方式來維持心的平靜，對心會有很大的幫助。

4. 多動，防久坐久臥

久坐會造成腰部的壓力，也讓骨盆腔血液滯留，導致血氣運行不順，影響腦內傳導物質遲滯，肌肉量迅速流失。有研究指出，每日久坐超過六小時的人，會比久坐三小時的人，更容易增加中風、心臟病、癌症、糖尿病、帕金森氏症等疾病的風險；日本也有研究指出，每多坐一個小時，會讓下半身的循環機能減少百分之五十，壽命減少二十二分鐘，同時，罹患心血管疾病風險也會變大，這些危害不少於抽菸。

所以，經常提醒自己，每一個小時起來走動，呼吸新鮮空氣，放鬆心情，多動，可以促進血液循環，增加心臟的氣血運行，不但有益身心，還能讓身材變好。

5. 好好地吃早餐

早餐真的很重要，但很多上班族或是夜貓族，經常錯過或故意不吃早餐，現在還流行吃早午餐，空腹到中午才進食。其實這對於身體五臟六腑並不好，尤其是有三高或是心血管疾病的人。

6. 晨起一杯溫開水

清晨時分是心臟病發作和缺血性中風發生的高峰，這是因為經過一夜空腹後，血液黏稠度升高，血流變慢，冠狀動脈的血流量減少。特別是患有動脈粥樣硬化和心血管疾病的人，因粥樣硬化斑造成動脈狹窄，在血液黏稠度增高、血流緩慢的狀態下，更容易形成血栓，阻塞冠狀動脈，從而引發心臟病或缺血性中風。

而且經過一夜的睡眠後，身體水份會轉變成尿液，呼吸也會丟失大量的水分，導致體內水分變少，血液變濃稠，影響流動的速度，升高血栓形成可能性。所以，大家記住，起床後喝三百毫升的溫開水，可以減少心臟病的猝發，對身體也非常有幫助。

2

吃出好心情

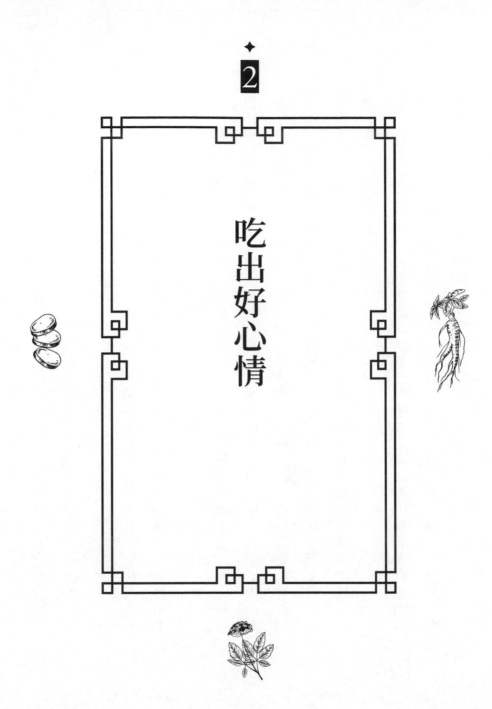

萬物心為始，無心則無命，所以養生以養心護心為優先，心安則五臟六腑皆安。除了良好的作息，日常養生首重吃對的食物，自然就有足夠的血氣與養分，可以供給其它部門。

《黃帝內經》提到：「五色入五臟，黃色入脾、綠色入肝、紅色入心、白色入肺、黑色入腎」，不同顏色的食物，對人體的不同的臟腑，有著相生相補的作用力，其中，多吃紅色的食物，有助於養心。

紅色食物有二大類，一種是蔬菜水果，另一種是含血紅素的肉品，紅色也稱赤色，紅色食物能補血養心，促進血液循環，活血化瘀，去除心火，安養心神。另外，多吃紅色食物，對心陽虛弱、心血不足、心血管疾病及心煩不安、還有心悸失眠者特別有益。從西醫角度來看，紅色水果和蔬菜含有番茄紅素、花青素等天然抗氧化劑。這些物質的抗氧化性很強，並且能夠降低患心血管疾病的風險。

美國研究也指出，食物纖維是血管的清道夫，可以吸附脂肪和有毒物質後排出，所以，養心的飲食上，一大原則是高纖飲食，每天增加五公克的纖維量的攝取，得到冠狀動脈心臟病的機會就下降。

心血管疾病的發生，與飲食的結構與習慣有很大的關係，尤其是大量攝入動物脂肪含量高的食物，會使血液中的膽固醇、血脂的含量升高，這就會埋下心臟疾病的因子。因此，要吃出一顆好心，避開上述的因子，清淡飲食勝過大魚大肉。

養心好食材

1. 紅棗

紅棗是很好的食物，便宜又好用，補心氣，健脾味，大家可以用開水沖泡來喝，或者洗淨後直接食用。常喝紅棗水，不但對保養心臟有益，也可以改善手腳冰冷及臉色蒼白的問題。。

紅棗含有環磷酸腺苷，有擴張冠狀血管的作用，增強心肌收縮力，擴張血管，增強心肌收縮力，能使血中含氧量迅速增強，增加供給心臟的氧氣。在加速新陳代謝的同時，還可以改善心肌的營養狀況，有利於心臟的正常活動，對預防心腦血管疾病都有一定作用。紅棗含有的黃酮類化合物，也有助於鎮靜、降壓、改善睡眠。

2. 紅豆

紅豆被稱為「心之谷」，說明它的養心功效，能清心火，還能補心血，具有粗纖維，礦物質豐富，有助於降血脂，增強心臟的活動力，同時，又富含鐵質，最適合助養心血，行血補氣，改善冬天手腳寒冷狀況。

3. 燕麥

有著「血管清道夫」美稱的燕麥，富含蛋白質、維生素B群、維生素E、泛酸及礦物質鎂、鐵、鉀、鋅、銅、錳、硒等，還有人體必需的亞麻油酸與次亞麻油，不飽和脂肪酸等，可以防止動脈硬化的粥樣斑塊形成，預防心血管疾病的發生。

此外，燕麥含有大量的水溶性纖維素，能降低血中膽固醇含量，經常食用燕麥，可以平衡膳食、均衡營養，預防高血壓和心腦血管疾病。

燕麥對於糖尿病患者也非常有幫助，因為它含有一種叫β-聚葡萄醣的水溶性膳食纖維，可以增加飽足感，延緩葡萄糖的吸收速度，飯後血糖不會遽升，所以對糖尿病患的血糖控制很有幫助。還可幫助腸胃蠕動、消化，改善便秘的情況。

4. 木耳

木耳富含膠質，早被認證是預防動脈硬化的「好心」食物。木耳高纖維刺激腸蠕動，可幫助排便，加速把體內的脂肪排出。而黑木耳中的抗血小板凝結的物質，對於血管更具保護之力。

5. 海帶

由於海帶具有軟堅散結的功效，防止血管阻塞以及消散腫瘤。那是因為海帶含岩藻多醣昆布素，類似肝素，因此具有防止血栓與增加血液黏性，預防動脈的硬化。其纖維是水溶性，更可以把體內的膽固醇加速排出體外，所以多吃有助心血管疾病的預防。

6. 山楂

山楂在中醫藥理的使用上，用來去油消脂，具有抗氧化物質及類黃酮，可增加冠狀動脈血流量，擴張血管，還可以降低肝的 HMG-COA 輔的活性，減少低密度膽固醇的形成。由於山楂會讓胃酸分泌增加，加速肉類脂肪分解，減少身體的體脂肪攝取，因此最好在飯後食用，尤其吃完一頓油膩豐盛的大餐後，適量飲用山楂茶，可幫助消化及脂肪分解。但要注意，由於山楂很酸，胃酸過多或有消化性潰瘍者需要避免。

7. 魚肉

醫學界證明，歐米伽3脂肪酸能夠保護心血管、抗氧化，降低罹患心臟疾病的風險，而在食材中，魚肉的歐米伽3含量最多，尤其是鮭魚。所以，建議老人家及小孩，每周至少要有三次以上，吃到魚肉的料理。不過，油炸的烹調方式會破壞魚肉的營養，建議以蒸、烤、燉等方式烹調魚肉，有助於人體吸收更多的歐米伽3脂肪酸。

8. 紅肉類

紅色的食材裡，只要是紅肉類都有助於補益心血，像是豬肉、牛肉、羊肉、豬心、雞心等。紅白肉的區別，在於烹調前的肉色，較紅即列為紅肉。紅肉富含肌紅蛋白，礦物質及造血元素，包括鐵、鋅、維生素B_{12}，是相當好的補血聖品，以及幫助氧氣儲存肌肉，讓心有足夠的營養維持氣血通暢。

3

動出好心情

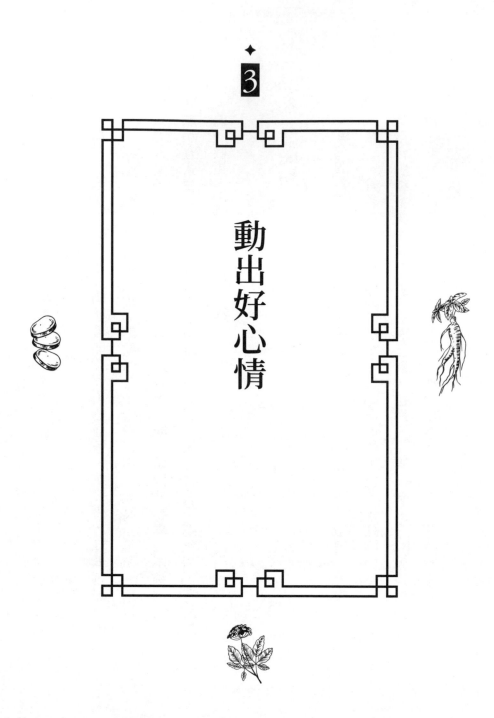

有病患總是問：「我稍微運動一下就喘得要命，好像快要呼吸不過來，怎麼運動？」

其實，愈是喘不過氣來，愈要動。

也有病患說：「我有心臟病，一動心臟就受不了，怎麼動？」

其實，運動是治療心臟病最有效的方式，心臟病患者更要持續運動，只是要慎選與安排。

有心臟毛病的人，要明白運動是增強心臟作用，同時也是給心臟負擔，所以，不能貿然去做極端的、極限的運動，或是進行突然的、激烈的、或過長時間的運動，這都可能造成危險，而是應該採用循序漸進的方式來進行。

大家知道嗎？心臟的作用力是可以恢復的，只要影響心臟功能退步的因素減少與消失，心臟的功能就會慢慢復原，例如肥胖的人，心臟會感到壓力很大，會喘會痛，但是只要瘦下來，這些毛病都不藥而癒。

在心的調養上，運動絕對有幫助，只是要慎選。心臟就像是幫浦，將血打入心臟內，提供氧氣與養分，而幫浦就是要動，愈動才會愈有力，動是必須，只是要留意動的程度。就像是機器運行時，講究的是穩定的運行，而不是忽快忽慢，極端的作法反而對心臟沒有幫助，所以養心要規律地動，溫和地動。

運動，還有一個顯而易見的好處，就是能加強身體的肌肉，加強血液循環。當肌肉愈發達，肌耐力愈強，愈能促進呼吸及心臟跳動力，提升心肺功能，活化全身的代謝與機能。如果仔細地觀察心臟病患者，他們大多身上沒有肌肉，高危險群的三高患者大多也是身材較胖，全身鬆垮垮的肉，沒有肌肉，心臟跟著無力。

1. 走路

走路，已經是全世界公認的最好運動，適合各種年齡、性別。要活就要動，走路是最基本的動作，腿是人類的第二顆心臟，要想活得好，就要走起來。走路的好處太多了，減肥、預防失智、延長壽命、預防心臟疾病、預防糖尿病、排除憂慮、增加專注力、提高免疫力等等，甚至還能增進創造力等。

比起跑步，走路更為溫和，門檻更低，也更能減輕運動時心血管的負擔，尤其夏天的太陽出來的早，如果氣溫尚且不高，適合走路，促進血循，增長身體的陽氣，提振心氣。

所以堅持每天都走路，心臟一定會變強，尤其是老人家，每天走上半小時到一個小時，氣力不足、行動不便者，哪怕從十分鐘、十五分鐘、二十分鐘開始循序漸進地走，量力而為，都有助益。走路是最簡單的維持體力，提升全身的神經功能的運動，還能防止老年痴呆症，加強關節靈活度與肌肉力量。

次數 每日一至二次，每次半小時至一小時

注意 固定的走路時間，規律的走路步伐，配合自己的身體狀況增減走路的時間與強度。走路時，抬頭挺胸，大跨步前進，兩手自然擺動，最佳的時間在飯後與下午。

2. 深蹲

腿是人的「第二個心臟」，多做腿部運動對心臟是非常有幫助的，而從中醫的角度來看，深蹲也是保養心臟的極佳運動。以心臟的氣血循環功能來說，當心臟把血用力擠出去那一刻，血壓是最大的，當抵達腿部全身位置最低的靜脈，要開始回流時，血液壓力已減弱，甚至是無力回流循環，所以大部分的靜脈曲張都出現在小腿。

深蹲可以加強腿部肌肉，給予強而有力的收縮，可以幫忙靜脈血液回到心臟，減少滯留在小腿的狀況，也會讓下半身感到輕鬆，連水腫都會得到改善。

次數 一天多次，一次蹲五至十下，量力而為。

作法 兩腳跟與肩同寬，腳尖向外張開三十度，緩慢下蹲。蹲下時，屁股感覺像是往後坐椅子；腰背保持挺直；膝蓋朝向腳尖方向，儘量蹲到大腿與地面平行，再慢慢地站直。

注意事項 初學者或肌肉較無力者可以扶著固定物如桌子邊緣、椅背，以幫助平衡，或是背靠著牆壁，最主要是動作要維持與正確，動作緩慢為主，才能達到作用，可增強肌肉耐力，加強心臟的活力。深蹲時，不必刻意追求膝蓋不超過腳尖，以免受傷。

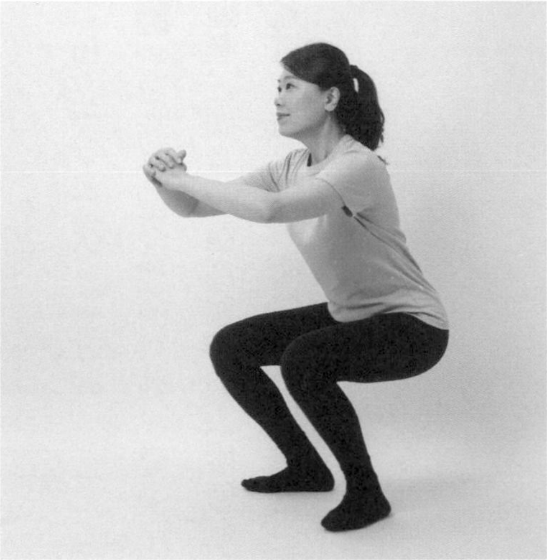

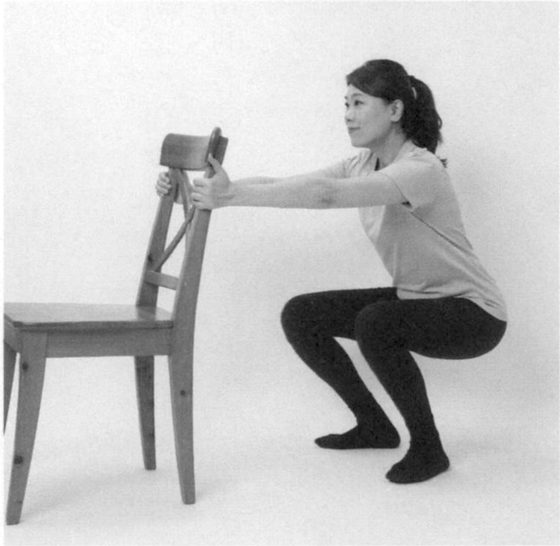

3. 游泳

游泳是全身性的有氧運動，對加強心肺能力有益。對中醫來說，人在22℃～26℃的水中進行運動，有助於人體的陰陽平衡。根據《黃帝內經》的說法，動則昇陽，陽生於火，陰始於水，陽氣化水，陰氣制火，陰陽平衡，水火乃濟，則精力旺盛，百病不生。因此，游泳對中西醫來說，都是很好的運動。

次數 一周三次，一次三十分鐘

注意事項 游泳是全身性的運動，要循序漸進，由慢再快，下水前要做暖身運動，讓身體溫度與心臟去適應運動的力度。穩定的游泳運動，在換氣運行間，自然能加強心臟的功能。

4. 踮腳

經常刺激腿部，加強訓練，有益於心臟的活力與健康，踮腳運動可以幫助穩定血壓、增強心臟功能，由於非常簡單與方便，大家可以隨時隨地，經常地做，就像幫心臟隨時按摩一般，效果非常好。

作法 踮腳尖與踮腳跟輪流進行，直到小腿有酸感。每日多次，每次十下。亦可嘗試踮腳走路，量力而為。

注意事項 如果是年紀比較大，或是平常沒有踮腳習慣的人，踮腳容易站不穩、走不穩，建議應扶著牆壁、穩固的家具或採定點練習。

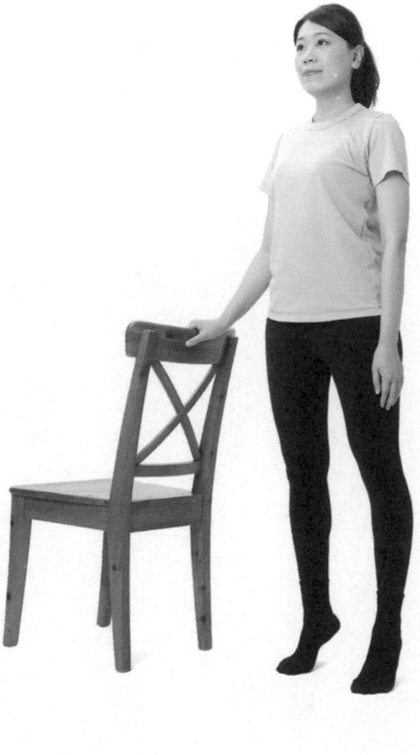

5. 踮腳加強版

這邊再提供一個踮腳運動的加強版本，就是一邊踮腳尖，一邊按揉頭頂的百會穴。百會穴是血、脈匯集之處，可以幫助穩定血壓。

1. 踮腳吸氣。吸氣時踮腳往上提，呼氣時腳跟放下來。
2. 兩手臂從兩側平舉，放置於頭頂。
3. 用指腹輕壓頭頂百會穴，順時針、逆時針輕輕按壓，搭配踮腳。

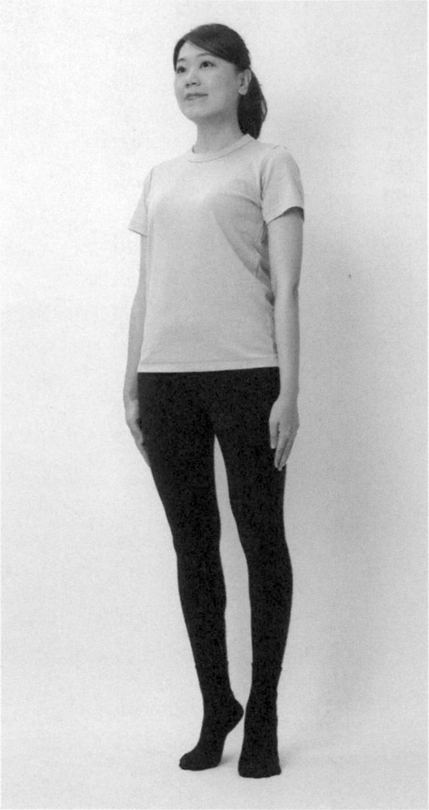

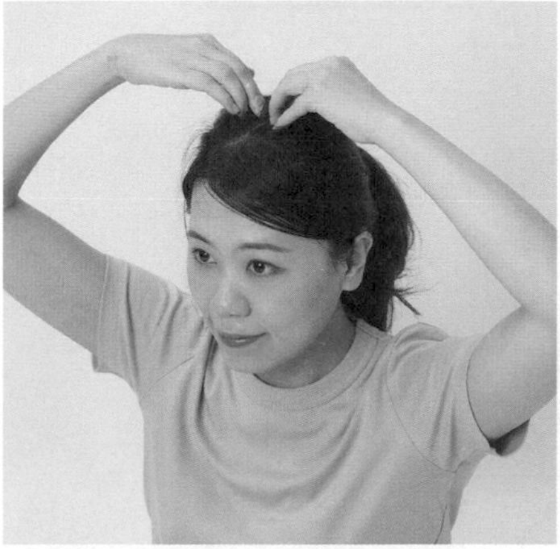

百會穴位於兩耳尖往上連線至頭頂的交點，按摩百會穴周圍活絡氣血，穩定血壓。

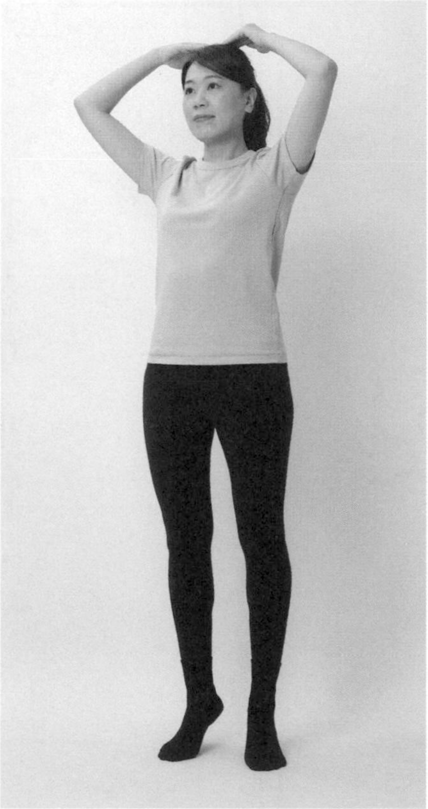

4

按出好心情

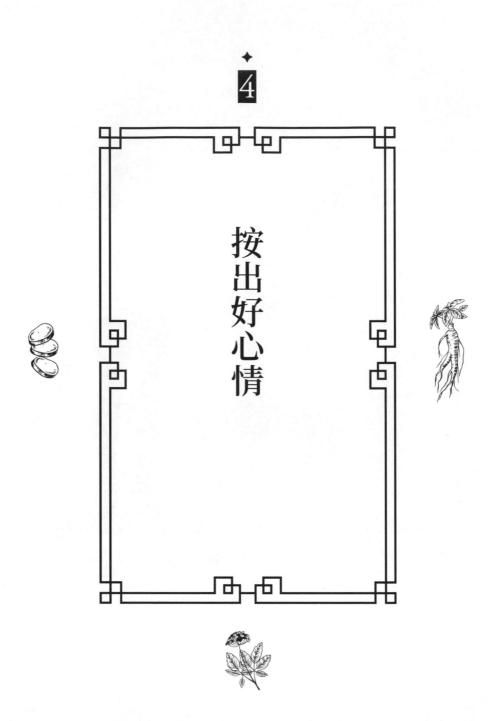

中醫強調，經絡連接全身的器官，當經絡出現瘀塞，氣血不通時，身體會出現不舒服的病症，所以，當心臟及氣血循環系統出現狀況，像是胸悶、胸痛或氣血虛等問題時，揉壓按摩心包經及加強心臟氣血的穴道，可以保養及預心臟方面的疾病。

1. 內關穴 緩解胸悶、心跳快

醫書說「胸腹內關謀」，意思就是舉凡和胸腹有關的問題，都可以透過內關穴來保健。不論是亂跳的心臟，還是吃壞肚子的腸胃痛，按摩手腕附近的內關穴，都具調理改善的作用。內關穴屬於心包經，按摩心包經上的穴位，可以為心臟補氣血，預防心肌梗塞，也能減輕胃脹氣的不舒服。

內關穴不僅有助於消除胃脹、止嗝、止嘔吐。還能寧心安神，改善睡眠品質，特別在精神健康方面具有療效。所以，當覺得胸悶、心跳好快，甚至感覺有點想吐的時候，可以按摩內關穴。

位置 手握拳時，手腕下會浮現一條筋，從腕橫紋下三根指幅處（約二寸），筋的旁邊凹陷處就是內關穴。

按法 先吸氣，呼氣時按穴道。左、右手互按。以手指指端按壓，感覺酸痛即可，每回三分鐘，每日多回，可用來保健心臟之用。

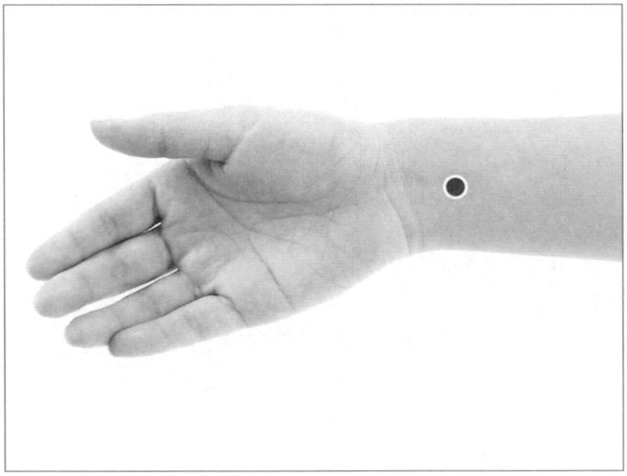

內關穴

2. 曲澤穴：心煩、睡不著時

《針灸甲乙經》曾提到：「心痛卒咳逆，曲澤主之，出血則已。」曲澤穴是手厥陰心包經的穴位。曲澤穴具有清心鎮痛、和胃降逆的功效，曲澤穴是心包經的合穴，對於心臟方面的疾病，有著非常好的效果，對於胸悶、心慌等病症，刺激曲澤穴具有治療和調節作用。

《千金方》中說：「曲澤、大陵，主心下，喜驚。」也就是說，曲澤穴能治療心痛、善驚，另外對於身熱、心痛、胸痛等症狀，也有較好的作用。曲澤穴是手厥陰心包經的穴位，加上這個穴位在五行中為水，所以能清心瀉火、養心安神，從而保持心的健康。

曲澤穴道屬水，如果你很心煩、或是睡不好的時候，可以按摩曲澤穴，按下去時會很痠，曲澤穴用來改善心痛、胸悶、心慌、心悸等心臟病症，還可用於治療胃痛、嘔吐、腹瀉、風疹等。

位置 手臂彎曲時，會發現中間一條橫紋，靠內側（小指那側）的凹陷，就是曲澤。

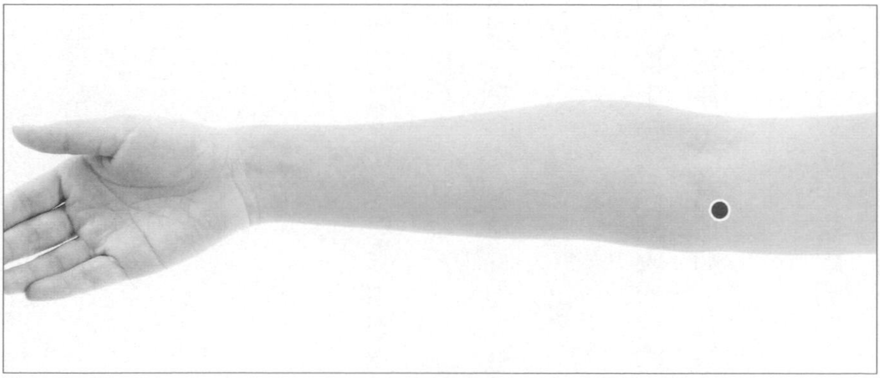

曲澤穴

按法 先吸氣，呼氣時按穴道。左、右手互按。以手指指端按壓，感覺酸痛即可，每回三分鐘，每日多回，可用來保健心臟之用。

3. 伏兔穴：緩解心跳加速

伏兔穴位於大腿的外前側，距離膝蓋約八根手指的寬度，一般常用來調理舒緩腰膝問題。不過，伏兔穴也是緩解心跳過快的奇穴。

有些人容易心慌或莫名心悸，感覺到心臟或脈搏「咚咚咚」地跳動，這時候可以按揉伏兔穴，這個動作有補心氣、心血的效果，所以能養護心臟。

位置 坐下來或彎曲膝蓋，伏兔穴就在大腿正中間。取中指指尖到腕橫紋的長度，如果是幫人按，把腕橫紋對準膝蓋骨，延伸至中指頂端。若是自己按，則用中指指尖貼著膝蓋骨，手掌下緣處。

按法 配合呼吸，深吸氣，呼氣時按壓伏兔穴。按壓時可以使用掌跟的部位順時針按揉。

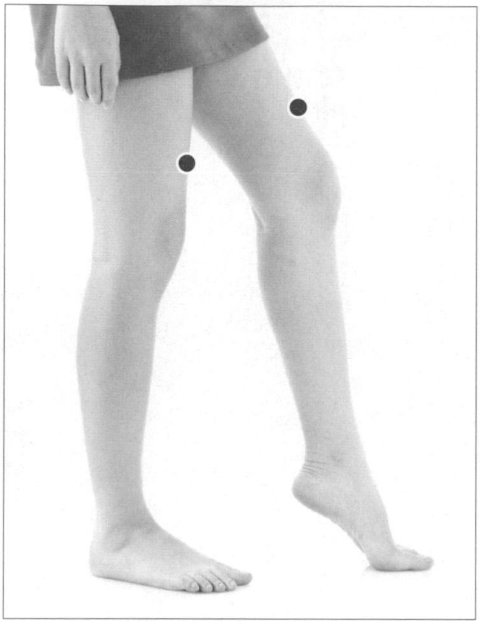
伏兔穴

4. 天泉穴
幫身體補氣

當我們的元氣不夠的時候，有些人會出現胸悶氣短或是咳嗽等情形，這可能是心臟供血不足所致。天泉穴就像從高山往流下的泉水，讓血液源源不絕地往心臟送。搭配握拳鬆拳動作就是給自己補氣。

位置 手臂垂直放下，從腋下畫過來，往下數四個指幅的寬度就是天泉穴。

按法 按摩時，先找到天泉穴，再把手臂彎曲。按穴時記得配合手掌「握拳、放鬆」。

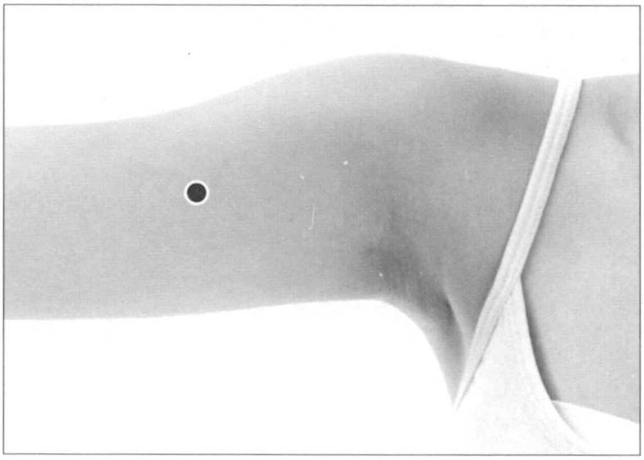

天泉穴

5. 耳神門穴

護心安神、消除壓力

前文提到，中醫講的「心」，代表兩種意義，一種是心臟的心，一種是精神的心。因此養心除了重視心臟、心血管的調養之外，中醫也強調必須安養心神與情緒，心情容易亢奮、緊張、煩悶、激動，對心臟都沒有好處，這類人特別需要練習安定心神。

耳神門穴有護心安神的作用，穩定情緒與助眠效果好，現代人常有的焦慮煩躁、壓力大、作息不正常導致精神不濟的問題，都可以揉按耳神門穴改善。

位置 位於耳朵上部的三角窩處。用手指按壓，會有明顯的酸痛感。

按法 可直接以手指按壓或揉捏。

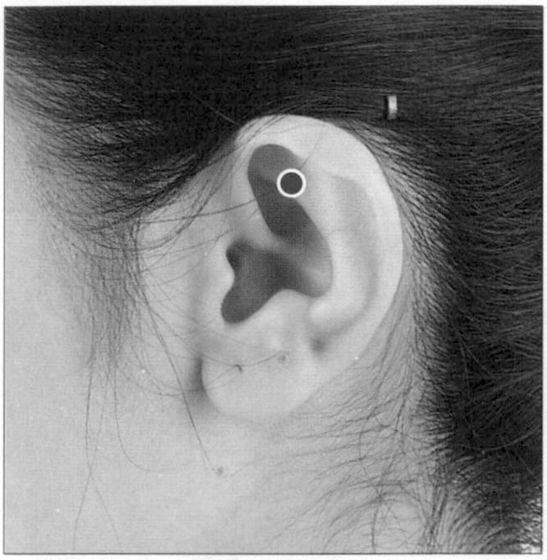

耳神門穴

5

養出好心情

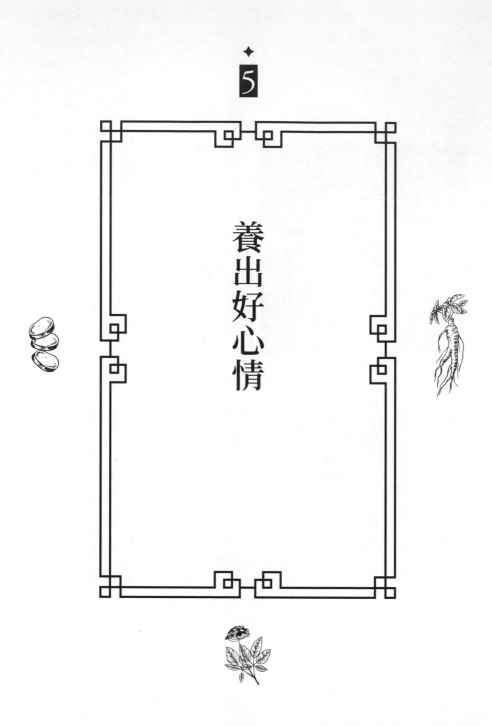

1. 養心香包

有胸悶狀況者可將養心香包放於胸口的膻中穴，有助緩解不適，也能促進血液循環，改善手腳冰冷的問題。

材料 紅豆20克、鹽巴20克、乾薑、艾草、丁香、霍香、薄荷、桂枝，各3錢。

功效 紅豆可利水、補心氣，丁香暖心、驅寒，薑有薑辣素可幫助血液循環、好吸收，鹽巴可保持溫度。

作法 1. 將材料倒入袋子，束緊袋口。可做日常聞香或置於胸口使用。

◎注意：如要微波加熱使用，應使用可微波材質的袋子與器皿。

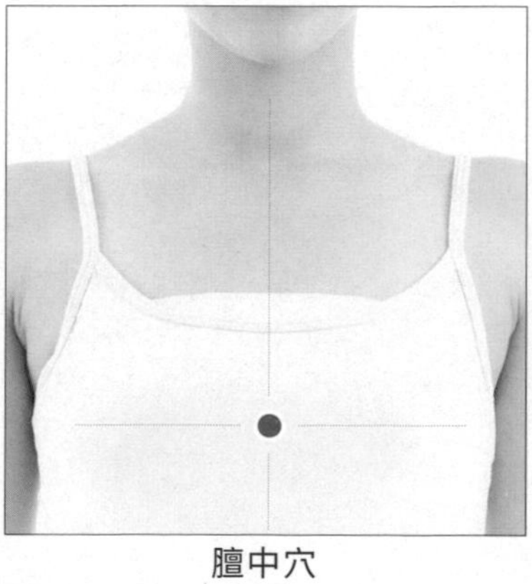

膻中穴

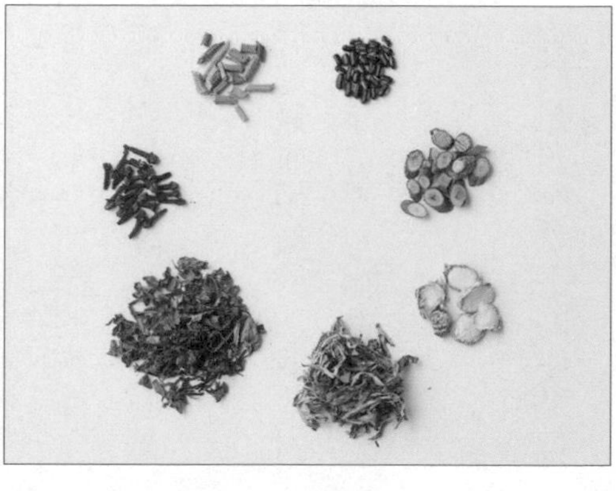

2. 若需加熱，請分次微波。將香包置於器皿中，第一次微波30秒，如果想提升溫度，第二次再微波30秒。以溫暖但不燙手為宜。(微波爐功率八百瓦以內)

2. 艾灸

心屬火，最怕的就是陰寒之邪，耗傷陽氣，導致真陽被阻、宗氣受遏。現化人所說的心臟病，包括冠心動脈硬化、心紋痛等等，都是所謂的胸痺，漢代醫學家張仲景在《傷寒論》中所說的「胸痺」症，均與心陽不振、心氣不足有關。

至陽穴是位在督脈上的穴位，能起補益心陽、促進氣血循環的功效，對促進心臟供血有好處。若能在每天中午時，對至陽穴進行艾灸，能達到相當好的效果。

取穴 至陽穴位於背部正中，第七胸椎棘突下方，大約是肩胛骨下的中點位置。

作法 以艾灸條，對著至陽穴進行熱灸，要特別注意距離，只要有熱感即可，上下移動調整位置。艾灸時間大約十分鐘即可，灸後，記得要喝一杯熱水，並且避免立即洗澡。

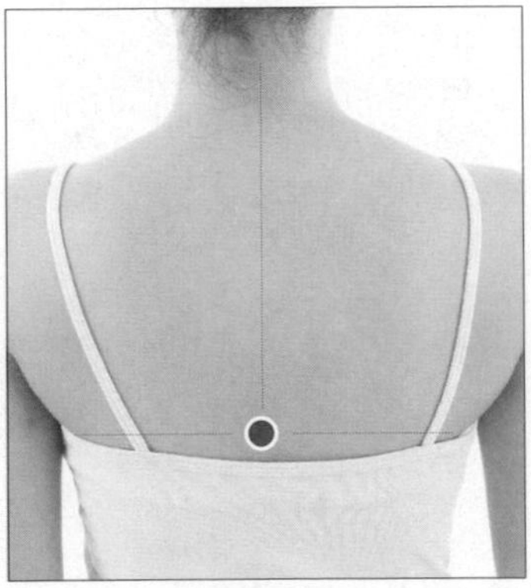

至陽穴

3. 閉目養心與靜坐

靜坐是非常好的養心方法，一來可以聆聽自己身體的聲音，二來也能讓心臟的運行處於平靜與規律，不會有暴衝暴喜的傷心行徑，就是最佳的養心之道。

《黃帝內經》靜心訣中曰：「得神者昌，失神者亡。」神的昌盛與衰亡，皆與心神有關，尤其靜心養神對於終日勞心用腦或長期使用目力者，是大有幫助的。透過練習靜坐法，可緩解壓力，甚至可以治療很多種疾病，以達到養生的作用，在練習練靜坐法時，不僅要心靜，更要掌握一定的技巧。

作法 每天找一段時間，找一處清靜之地，盤腿席地而坐，雙目閉合，眼瞼下沉，眼珠放鬆，調勻呼吸，意守丹田，良久則頭腦清醒，達到心平氣和，心靜如水，進入靜謐祥和狀態，心理平衡，情緒愉悅，頭腦清晰，渾身輕鬆。

時間 大約三十分鐘，每天一次。

4. 九分鐘護心法

黃帝內經曰：「午時一刻，乃一陰之生」，所謂的午時，即是上午十一點到下午的一點，這段時間，經脈走到心經，所以，若能閉目養神，即可達到護心補血的作用。如能小睡片刻很好，但若無法午睡，就來試試看這個九分鐘護心法。

依照人體經脈運行，子時午時都是陰陽交易的時間，故要睡覺休息，才能達到養生，有利於使心神相交。心臟的病根源在腎，因為「腎為先天之本」，所以，心腎都好，身體自然會更好。

九分鐘護心法，是在無法午睡休息情況下，利用這九分鐘時間，透過手掌的熱氣，溫熱眼睛及玉枕穴，促進氣血流通，簡單短暫的九分鐘，做完後一定可以感受到人有精神了，格外清爽。

作法

1. 先把雙手搓熱，用空心的手掌罩住雙眼三分鐘。
2. 再把雙手搓熱，十指交叉，抱著後腦勺的玉枕穴，一樣維持閉目養神三分鐘。
3. 再重複第一步，把雙手搓熱，用空心的手掌罩住雙眼三分鐘。

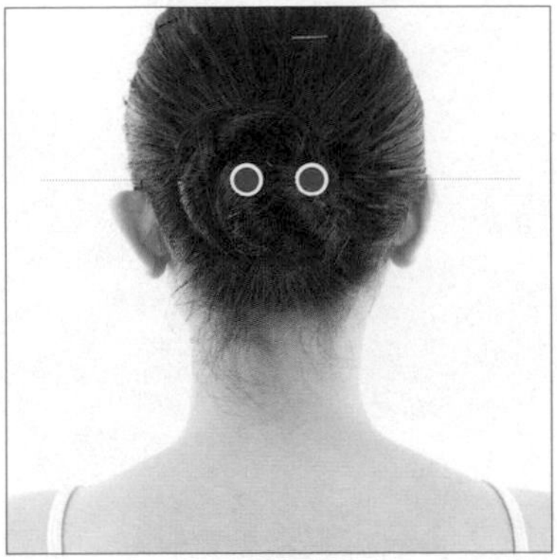

玉枕穴

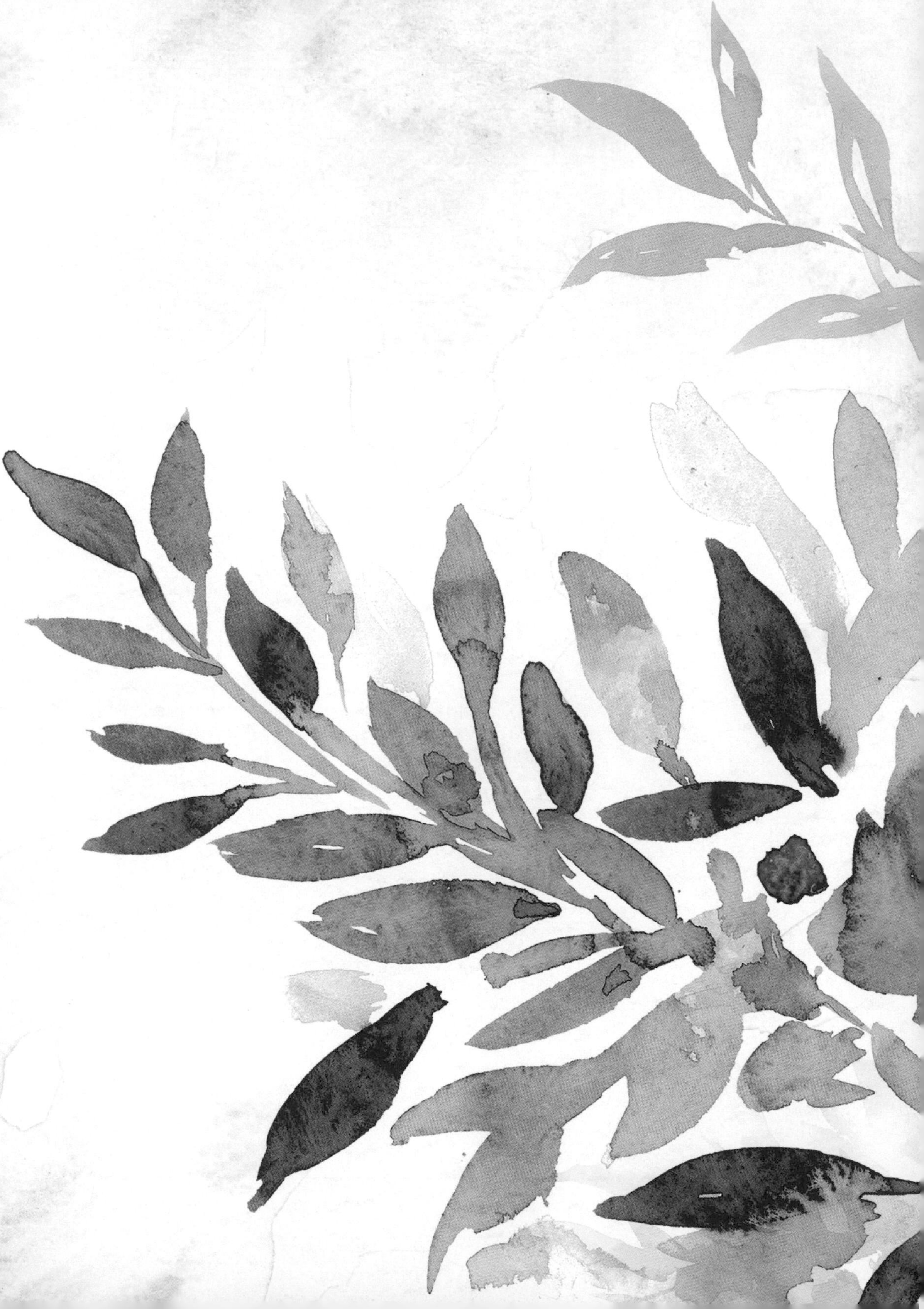

附錄

心臟問題 Q & A

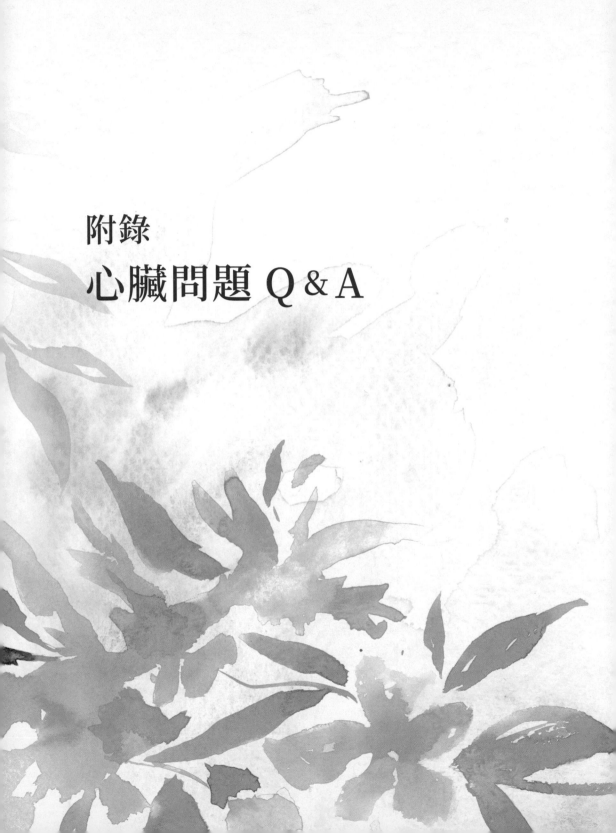

Q1 心臟不好，是不是最好不要有性生活？

這個是很好的問題，因為談到性行為，大多數人都覺得難以啟齒，根本不敢問。又老是看到報章雜誌報導，有人在行房時中風過世，心裡不免籠罩一層擔憂與陰影。

其實，我們只要從性行為也是運動的觀點來切入討論，便可以清楚了解。在性行為過程中，會有血壓上升、心跳加速、心肌收縮加快等變化，因而讓心臟的負擔變大，這與運動的情形是一樣的。

現在有很多方式都可以測量自己心臟所能負荷的運動強度，心臟有問題的人，可以先與主治醫生討論，透過專業的測量（請參考 P.129），清楚知道自己的心臟負荷程度，依舊可以安心地享受性生活。

在過程中，盡量維持在負荷程度內，不要過度的刺激與衝動，至於心臟病患者可與主治醫師討論，是否先服用治療藥物，以預防發作，但記住心臟病的藥品，不可以與威而剛一起吃。

Q2 運動是不是強度愈高，就愈能預防心血管疾病？

有的病人一聽到運動可以預防心血管疾病，就立即展開運動計畫，雖然非常地有行動力，但是卻沒有量力而為，去做了激烈運動，結果心臟負荷不了，反而讓身體更不舒服。

運動確實可增進血液循環、改善心臟健康已是老生常談，但是，並不是愈激烈、強度愈高的運動，就愈能預防心血管疾病。即使是預防心血管疾病的運動，例如有氧和肌力強化運動，也都應該在身體能夠負荷的程度內，循序漸進地執行。

衛生福利部國民健康署在運動強度的定義中指出，中等強度運動指的是持續從事十分鐘以上，還能順暢地對話，但無法唱歌。這類活動會讓人覺得有點累，呼吸及心跳會較平時快一些，也會流汗。

高強度運動持續從事十分鐘以上，就無法邊動邊說話。這類活動會讓身體感覺很累，呼吸和心跳比平常快很多，會流很多汗。

此外，根據美國心臟病學會的建議，每週一百五十分鐘中等強度運動，或每週七十五分鐘高強度運動，再加上一週兩次肌力強化運動即可。這些數字可以做為運動強度的參考，但是實際上也應以自己的體感為優先，進行所有的運動都應該秉持「循序漸進，量力而為」。運動前也應暖身至少五分鐘以上，再進行運動，對身體與心臟會更有幫助。

Q3 心臟病為什麼都在半夜發作？

從過去許多的經驗看到，有心臟病的人都在半夜發作過世，卻因為身邊沒有人，或大家都睡著了，根本沒有注意到而造成難以挽回的遺憾。其實這跟身體運行有關。從十二經脈養生中看到，凌晨的三點到五點間，人的身體運行由靜止休息，轉變成動，這時候全身上下都開始依靠氣血的供應，才能動起來。

而負責分配均衡的在肺，肺臟有著「相傅之宮」稱號，掌管全身的宣發與肅降，一旦調理失常，會造成嚴重後果，這時候負責供應氣血的心臟，運作負擔也會變重，這也就是為什麼心臟病總在半夜發作的原因。

我都會提醒老人家、三高的人，尤其是冬天，起床時一定要慢慢地起床，若半夜三至五點時醒來後，也不要立即爬起來去運動，因為這段時間，肺正在調理安排全身氣血，原本就因為分配作業，心臟負荷很大，若再運動，負擔再加重，很容易讓心臟病發作，所以記住，早上起床要慢慢地起身。

Q4 心臟不好，要多吃補品嗎？

東方人很愛吃補，一到冬天麻油雞、薑母鴨店裡高朋滿座，夏天則是羊肉湯大快朵頤，其實，追根溯源，吃補是因為早年農業社會，大家都沒得吃肉，所以，只要遇上大日子或者季節交替時，就會殺雞宰羊的來補身。

古時候的人勞動的多，吃的少，當然需要補，但是現代人是吃多動少，就算動也是輕鬆動，一點都不費力，生活習慣變了，吃補習俗卻跟著走，平時已吃得餐餐大魚大肉，逢年過節還要補，這樣不停補下去，補出來的不是健康，而是負擔與肥胖。

很多的心臟病患者都伴隨著肥胖、高血壓、高血脂、糖尿病等問題，這都是因為平時飲食過油、熱量過高，久了累積起病灶來。這種時候，心臟負擔已太重，再補恐怕只有加重病情。

心臟有問題的人，通常我都會建議，一定要瘦下來，所以，吃要健康均衡，但是簡單清爽一些，多動少吃。反而不會讓病患再去吃什麼補品。

補品不要亂吃，尤其有在吃心臟病相關藥品，像是抗凝血劑藥物的患者，千萬不要再去吃到像當歸、丹蔘、川七、紅花、或是十字花科等食材，會產生交互作用，反而引起反效果。

Q5 瘦子就不會有心臟病嗎？

「我很瘦，不會有心臟病的問題！」這是錯誤的想法！瘦的人也要當心心臟病喔！現代人飲食太過精緻，有人的身材外表很標準，看不出肥胖，但是卻把內臟吃出一堆油，當這些油全包在心臟與心血管時，同樣也會讓心臟生病。

大家常常都會看到，有些人餐餐大吃大喝，也都沒有看到他們在運動，甚至常喝酒或日夜顛倒的照片，叫人羨慕極了，有個「吃不胖的體質」。其實，這都是外表的假象，我有很多年輕的病患，看似身材很好，但是，衣服一掀起來，肚子肥油一圈，他們來看診，就是想要減去這個肥肚子。

一直以來，大家都有個迷思就是瘦子不會有心臟病，其實錯了，體重跟三高不一定成正比，體脂、膽固醇高低是受到平時生活習慣以及飲食的影響造成，所謂的「泡芙人」，就是四肢很瘦，肚子卻很大，不要再以為瘦的人不會有心臟方面的問題。飲食上多加管理控制，運動也要維持，才是維繫健康最佳方式。

Q6 高血壓或是心臟衰竭的藥物，是不是症狀減輕甚至沒了，就可以不用再吃藥？

「吳醫師，高血壓的藥我都是等頭暈有狀況時才吃，很省，所以，拿一次的血壓藥可以吃好幾月呢！」這是病患對我說的話，常常換來我一頓碎念。

醫生開藥是依據病患的身體狀況，自己感覺舒服一些了，症狀沒有了，就自行停藥，真的很危險，尤其是高血壓，忽高忽低的結果，會讓身體的機制混亂，反而會讓病情加重。

想要停藥，必須先跟主治醫生討論，只要生理的數字回歸正常，醫生會判斷是停藥還是減少藥量。像三高與心臟衰竭的藥，不按時服用，風險非常大，因為一旦發病，引發中風、心肌梗塞等，造成身體缺憾甚至死亡，都是太不值得的結果，大家千萬不要把自己丟入這樣的風險之中。

Q7 我很懶得運動，靠按摩取代運動可以嗎？

我常常在看診時提醒病人要運動。有個貴婦病患很可愛，她總回我，「我有呀，我都去找人按摩，全身按摩，全身都有動到，因為隔天我都覺得很有活力，精神很好。」

現在有人把按摩稱為「懶人運動」或「被動運動」，有病患問按摩可以取代運動嗎？答案很簡單，不行，也不可能。試問，按摩的過程中你的心跳有加快嗎？有加快到達運動的等級嗎？

無論哪一種按摩，強度都無法強至可以讓心跳加速加快，按摩只能增加肌肉彈性，維持關節活動度或肌肉伸展，但像是心肺功能、血液循環功能等，都無法藉由外力的幫忙，增強其功能性，所以別再偷懶了，趕快動起來，走路、快走、甚至固定式的腳踏車，才是真正能加強心肺功能的運動。

Q8 因為工作的關係，我都無法早睡，該怎麼補眠？

有許多人因為工作關係，必須長期熬夜，導致睡眠不足，所以，臉上總是掛著黑眼圈，再不然就是怎麼睡都覺得沒精神，這是因為心臟經絡該休息時，卻無法得到休息，只能發作在臉上。

我還是要勸一句，儘量回歸十二經絡運行時間，否則長期下來，身體絕對會受不了，試想，賺到錢，都得去買藥回來吃，值得嗎？

若只是短期的工作必須熬夜，那麼等有時間時，要趕緊回歸正常作息，並且透過飲食及養生方式，例如穴道按摩，刺激經脈，讓運行恢復，把缺失的補回來，才能維持身體機能。否則身體是誠實的，流失的，能量沒有補上來，總有一天，會在身體上展現，千萬不要輕忽。

Q9 三高的人，可以吃保健食品調養嗎？

現在市面上有好多保健食品，有針對心血管疾病，也有針對肥胖，高血壓高血脂等，大部分的廣告台詞都很吸引人，好像一吃就什麼病都沒了。但是，千萬當心，保健食品不能亂吃，尤其有在吃心臟與三高方面的藥物，更加不能吃。

其實在吃健康食品前，要先搞清楚一件很重要的事：為什麼要吃？是要補充日常飲食的不足嗎？例如，吃維他命C，是因為覺得水果吃太少；或者吃鈣片，是鈣的攝取來源太少或流失太快。去發現到不足的地方，才是決定吃與不吃的主因。

若是已經在服用降血壓藥、抗凝血劑、降血脂的藥物，這時候吃健康食品可能會造成症狀的改變。也就是說，醫生所開出的藥劑，可能會影響到症狀。例如原本降血壓的藥，因為吃了健康食品，反而讓血壓降得更低，出現低血壓的危險。所以，要吃健康食品前，除了考量自身的狀況外，也應該與主治醫生討論，再來決定要吃的份量與種類。

吳明珠教你養好心

再強壯的人都經不起一次心臟跳電！
注意6大症狀X護心大法，平常顧好心，遠離心血管、心臟病威脅！

作　　者——吳明珠
文字編輯——許湘庭
封面設計——張巖
內頁排版——葉若蒂
封面攝影——施岳呈
內頁攝影——二三開影像興業社 林永銘
主　　編——楊淑媚
校　　對——吳明珠、楊淑媚
行銷企劃—— 謝儀方

第五編輯部總監——梁芳春
董 事 長—— 趙政岷
出 版 者——時報文化出版企業股份有限公司
108019台北市和平西路三段二四〇號七樓
發行專線——（02）2306—6842
讀者服務專線——0800—231—705、（02）2304—7103
讀者服務傳真——（02）2304—6858
郵撥——19344724時報文化出版公司
信箱——10899臺北華江橋郵局第99信箱
時報悅讀網——http://www.readingtimes.com.tw
電子郵件信箱——yoho@readingtimes.com.tw

法律顧問—— 理律法律事務所　陳長文律師、李念祖律師
印刷——和楹印刷有限公司
初版一刷——2022年5月20日
定價——新台幣380元

時報文化出版公司成立於一九七五年，並於一九九九年股票上櫃公開發行，於二〇〇八年脫離中時集團非屬旺中，以「尊重智慧與創意的文化事業」為信念。

吳明珠教你養好心/吳明珠作. -- 初版. -- 臺北市：時報文化出版企業股份有限公司,
2022.05　面；　公分
ISBN 978-626-335-392-3(平裝)
1.CST: 中醫 2.CST: 養生 3.CST: 心臟病
413.21　　111006563

ISBN 978-626-335-392-3
Printed in Taiwan